உங்களுக்குள்
ஒரு மருத்துவர்

உங்களுக்குள்
ஒரு மருத்துவர்

● **அக்கு ஹீலர். அ. உமர் பாரூக்**

விரிவுரையாளர்,

பெரியார் மணியம்மை பல்கலைக்கழகம்

பாடத்திட்டக்குழு உறுப்பினர்

தஞ்சை தமிழ்ப் பல்கலைக் கழகம்,

தமிழ்நாடு திறந்தநிலைப் பல்கலைக்கழகம்

எதிர்
வெளியீடு

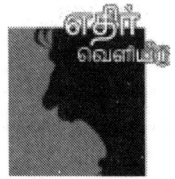

உங்களுக்குள் ஒரு மருத்துவர்
அக்கு ஹீலர் அ. உமர் பாரூக்

முதல் பதிப்பு: பிப்ரவரி 2013
எதிர் வெளியீடு முதல் பதிப்பு: டிசம்பர் 2015
ஏழாம் பதிப்பு: மார்ச் 2024

எதிர் வெளியீடு,
96, நியூ ஸ்கீம் ரோடு, பொள்ளாச்சி – 642 002.
தொலைபேசி: 04259 – 226012, 99425 11302.

விலை: ரூ. 90

Ungalukkul oru Maruthuvar
Acu Healer A. Umar Farook

Copyright © A. Umar Farook

Ethir Veliyeedu First Edition: December 2015
Seventh Edition: March 2024

Published by
Ethir Veliyeedu, 96, New Scheme Road, Pollachi - 642 002
email: ethirveliyedu@gmail.com
www.ethirveliyeedu.com

ISBN: 978-93-84646-44-8
Printed at Jothy Enterprises, Chennai.

All rights reserved. No part of this book may be reprinted or reproduced or utilised in any form or by any electronic, mechanical or other means, now known or hereafter invented, including photocopying and recording, or in any information storage or retrieval system, without permission in writing from the Publisher.

மாற்று மருத்துவ உலகிற்குள் என்னை விரல் பிடித்து
அழைத்து வந்த ஆசான்கள்

டாக்டர். எம். காஜாமைதீன் R.I.M.P., R.H.M.P.,

டாக்டர். வ. பொன்னுராசு M.Sc., R.H.M.P.,

ஆகியோருக்கு இந்நூல் பரிசளிப்பாக....

அக்கு ஹீலர். அ. உமர் பாருக்

"மருத்துவமனைக்குள் துயரத்துடன் வருபவர்களை பணங்காய்ச்சி மரமாக எண்ணி உலுக்காதே!"
- "மருத்துவத்தின் தந்தை" ஹிப்போகிரேட்ஸ்

என் உடலை நான் அறிந்து கொள்ள வேண்டியதன் அவசியம் என்ன?

1

எனக்குள் ஒரு மருத்துவரா? அப்படி ஒவ்வொருவருக்குள்ளும் ஒரு மருத்துவர் இருந்தால் ஏன் எல்லோரும் நோய் வாய்ப்படுகிறார்கள்? உலகம் எங்கும் இவ்வளவு நோய்கள் ஏன் பெருகியிருக்கின்றன?

இப்படியெல்லாம் உங்களுக்குள் கேள்விகள் கிளம்புவது நியாயமானதுதான்.

உங்களுக்குள் இருக்கும் உங்களுடைய மருத்துவரைப் பற்றி நீங்கள் அறிந்து கொண்டால் இந்தக் கேள்விகள் மட்டுமல்ல, இன்னும் பல கேள்விகளுக்கு உங்களுக்கு விடை கிடைக்கும்.

உங்களுக்குள் இருக்கும் மருத்துவர் பற்றி நீங்கள் ஏன் அறிந்து கொள்ள வேண்டும்? என்பதுதான் இன்றைக்கு நம் முன் இருக்கக்கூடிய பிரதானமான கேள்வி. நம்முடைய ஆரோக்கியத்திற்காக இன்னொரு நபரை, இன்னொரு மருத்துவத்தை நாம் சார்ந்து இருக்க வேண்டிய அவசியம் இருக்கக்கூடாது என்பதால் தான் நமக்குள் இருக்கும் இயற்கையின் மருத்துவரை நாம் அறிந்துகொள்ள வேண்டும்.

ஒரு மருத்துவத்தை, ஒரு மருத்துவரை நாம் சார்ந்து இருந்தால் என்னவெல்லாம் விலை கொடுக்க வேண்டி யிருக்கும் என்பதை இந்த நூற்றாண்டு நமக்கு உணர்த்து கிறது. "மருத்துவத்தின் தந்தை" என்று அழைக்கப்படும் 'ஹிப்போகிரேட்ஸ்' சக மனிதர்கள் ஆரோக்கியத்துடன் வாழவேண்டும் என்ற நல்லெண்ணத்தின் அடிப்படையில்தான் ஆங்கில மருத்துவத்தை தொகுக்கவும், கற்றுத்தரவும் துவங்கினார். ஆனால் இன்றைய மருத்துவ உலகத்தின் நோக்கம் என்னவாக இருக்கிறது? மருத்துவத்தின் தந்தைக்கு இருந்த அதே நல்லெண்ணம் நம் மருத்துவர்களுக்கும், மருந்துக் கம்பெனிகளுக்கும் இருக்கிறதா என்ன?

இன்று நாம் பின்பற்றும் மருத்துவத்தில் வியாபாரமும், அடிப்படைத் தவறுகளும் நிறைந்து காணப்படுகின்றன. வியாபாரம் என்றால் லாபம் முதல் நோக்கமாகத்தானே இருக்கும்? அதே போல இன்றைய மருத்துவ வியாபாரத்தில் லாப நோக்கம் முதல் இலக்காக மாறியிருக்கிறது. நோயாளிகள் சந்தைப்பொருட்களாகப் பார்க்கப்படுகிறார்கள். இந்த லாபவெறிக்கு இடம் கொடுக்கும் விதமாக மருத்துவத்தின் அடிப்படைத் தவறுகள் அமைந்திருக்கின்றன.

இன்றைய மருத்துவ சூழலை விளக்கும் ஆங்கில மருத்துவப் பேராசிரியர், மணிப்பால் பல்கலைக் கழகத்தின் முன்னாள் துணை வேந்தர். டாக்டர். ஹெக்டே கூறுகிறார் "மருந்துக்கம்பெனிகள் புட்டியை விட்டு வெளியே வந்த பூதங்கள். அழித்து முடிக்காமல் அடங்காது போல் தெரிகிறது. சில மருந்துக் கம்பெனிகளின் வருமானம் அமெரிக்க அரசின் வருமானத்தை விடவும் அதிகம். ரத்தச்சுவை கண்ட இந்தக் காட்டேரிகள் நமது பிரார்த்தனைகளுக்கு மசிவதில்லை. நமது கற்றறிந்த மருத்துவப் பேராசிரியர்கள் மருந்துக் கம்பெனிகள் கொடுக்கும் ஸ்லைடுகளைப் போட்டு, கம்பெனி மொழியில் கம்பெனியின் கிளிகளாகவே அழகாகப் பேசுகிறார்கள்".

நம் உடல் குறித்து நாம் பார்ப்பதற்கு முன்னால் ஒரு சம்பவத்தை தெரிந்துகொள்ளலாம். இது அமெரிக்காவில் நடந்த ஒரு நோயாளியின் மரணம் பற்றியது.

அமெரிக்காவில் நாஷ்வில் என்ற ஊரில் இருந்த சாம் லாண்டி என்ற நபருக்கு உணவுக்குழாயில் புற்றுநோய் இருப்பதாக அவருடைய மருத்துவரால் கண்டறியப்பட்டது. புற்றுநோய் கடைசிக்கட்டத்தை எட்டி விட்டதாக மருத்துவப் பரிசோதனைகள் கூறின. சிகிச்சையளிக்க முடியாத நிலைக்கு புற்றுநோய் போய்விட்டதாகக் கூறிய டாக்டர்.மெடர் இன்னும் இரண்டு, மூன்று வாரங்களில் லாண்டி இறந்துபோய் விடுவார் என்றும் கூறினார். அதே போல இரண்டு வாரங்களில் சாம் லாண்டி மரணமடைந்தார்.

புற்றுநோய் முற்றிப்போய் சிகிச்சை பலனளிக்காத நிலையில் ஒரு நோயாளி மரணமடைவதில் என்ன புதுமை இருக்கிறது? இப்படி நோயாளிகள் இறப்பது வழக்கமான விஷயம்தானே என்று நமக்குத் தோன்றலாம். ஆனால் இங்குதான் விஷயமே இருக்கிறது. அப்படி மரணமடைந்த சாம் லாண்டியின் உடல் மருத்துவப் பரிசோதனைக்கு அனுப்பப் பட்டது. அவருடைய உணவுக்குழாயில் புற்றுநோய் இருந்த தடயங்களோ, புற்றுநோய்க் கூறுகளோ சிறிதளவும் இல்லை. அப்படியானால் லாண்டி எப்படி மரணமடைந்தார்?

அமெரிக்காவின் மரபணு ஆய்வாளர் டாக்டர்.புரூஸ் லிப்டன் கூறுவதை கேளுங்கள். "புற்றுநோயே இல்லாத ஒரு நோயாளியை, அவருக்கு புற்றுநோய் இருப்பதாகவும், சில தினங்களில் இறந்துபோவார் என்றும் நம்ப வைத்தால் அந்த நோயாளி மரணமடைவது சாத்தியமே. ஏனென்றால் பயம் என்னும் உணர்ச்சி நல்ல ஆரோக்கியமாக உள்ள ஒருவரை மரணத்தை நோக்கித் தள்ளும் மிகப்பெரிய ஆயுதம்".

அப்புறம் என்ன? ஆரோக்கியமாக உள்ள நபரைச் சாகடிக்க விஷமா தேவைப்படுகிறது? ஒரு சிறிய பயமுறுத்தல் போதாதா? மனதில் பயத்தை விதைக்கும் ஒரு பொய் மறுபடி மறுபடி சொல்லப்பட்டால் அந்த பயமே உடல் முழுவதும் வியாபித்து, உயிரணுக்களைக் கொல்லுகிறது என்பது மரபணு அறிவியல்.

மேலே நாம் பார்த்த ஒரே ஒரு நபரின் மரணம் மட்டும்தான் இந்த ஆய்வின் ஆதாரம் என்று நினைத்து

விடாதீர்கள். இதே போன்ற ஆயிரக்கணக்கான நோயாளிகளின் மனநிலையும், இறந்தவர்களின் உடல் நிலையும் ஆய்வு செய்யப்பட்டு, மனித உயிரணுக்களை ஆய்வுக்கூடங்களில் வளர்த்து, அதன் மூலம் நிரூபிக்கப்பட்டது தான் இந்த முடிவு. (ஆய்வுகள் எதுவும் செய்யாமல் நம் முன்னோர்கள் பல நூற்றாண்டுகளுக்கு முன்னரே இதை அறிந்திருந்தார்கள். "நம்பிக்கையே பலம். பலவீனமே மரணம்") இந்த அடிப்படையைப் புரிந்து கொண்டு நம்மைச் சுற்றி நடக்கும் மருத்துவச் செய்திகளைக் கூர்ந்து கவனியுங்கள்.

நம் ஆரோக்கியம் தொடர்பாக நம்மிடம் சொல்லப்படும் ஒவ்வொரு விஷயத்தின் அடிப்படையும் பயமுறுத்தல்தான். நம்முடைய, நம் குடும்பத்துடைய உடல்நலத்தின் பெயரைச் சொல்லி நம்மிடம் விற்கப்படும் எல்லாப் பொருட்களுமே பயமுறுத்தலின் அடிப்படையில்தான் நிகழ்கிறது.

நம்மிடம் விற்கப்படும் மருத்துவம் சார்ந்த பொருட்களை விட, அன்றாட பயன்பாட்டு பொருட்களே பயமுறுத்தலோடுதான் விற்கப்படுகின்றன. பினாயில் வாங்கி உங்கள் கழிவறைகளை சுத்தம் செய்யவில்லையென்றால் உங்கள் குடும்பமே நோயாளிகள் குடும்பம் ஆகிவிடும். ஒரு கம்பெனி பரிந்துரைக்கிற சோப்பையும், ஷாம்பையும் நீங்கள் பயன்படுத்தவில்லை என்றால் நீங்கள் தோல்நோய் வந்து சொரிந்து, சொரிந்தே இறந்து போவீர்கள். கம்பெனிகள் கொடுக்கும் சத்து பானங்களை வாங்கி கொடுக்கவில்லை யென்றால் உங்கள் குழந்தைகள் குட்டையான குழந்தைகளாக, நினைவாற்றல் இல்லாமல் மக்கு மாணவர்களாகப் போய்விடுவார்கள். இப்படி நாம் அன்றாட வாழ்வில் பயன்படுத்தும் அத்தனை பொருட்களும் உடல் நலம் குறித்த அச்சத்தை மையமாகக் கொண்டே மார்கெட்டிங் செய்யப்படுகிறது.

நாம் தினமும் பயன்படுத்தும் தேங்காய் எண்ணெய் இப்போது விதவிதமாக பாக்கெட்டுகளில், பாட்டில்களில் கிடைக்கிறது. ஒவ்வொன்றும் ஒவ்வொரு விலை. ஒரே தேங்காய் எண்ணெய்க்கு இத்தனை மாறுபட்ட விற்பனை

விலை உருவாகக் காரணமென்ன என்றெல்லாம் நீங்கள் கேட்கக்கூடாது. அது வியாபாரத் தந்திரம். இப்படி டப்பாவில் அடைத்து விற்கப்படுகிற தேங்காய் எண்ணெய் எங்கிருந்து தயாரிக்கப்படுகிறது? என்ற கேள்வியை நம் முன் வைக்கிறார் கேரளாவில் இருக்கும் ஆயுர்வேத வைத்தியர் மோகனன். இதென்ன அபத்தமான கேள்வி. தேங்காய் எண்ணெய் தேங்காயில் இருந்துதான் தயாரிக்கப்படுகிறது என்று நாம் எளிமையாக, நமக்குத் தெரிந்த, நாம் நம்புகிற பதிலைச் சொல்லிவிடுவோம். ஆனால் இங்குதான் சிக்கலே இருக்கிறது.

தேங்காயிலிருந்துதான் தேங்காய் எண்ணெய் தயாரிக்கப்படுகிறது என்பது உண்மையானால் தேங்காய் விலையேறுகிற போதெல்லாம் இந்த எண்ணெயும் விலை உயர வேண்டும். ஆனால் அப்படி ஏறுவதில்லை. மாறாக, பெட்ரோல் விலை கூடுகிற போதுதான் நம்முடைய டப்பா தேங்காய் எண்ணையின் விலையும் கூடுகிறது. அப்படியானால் பெட்ரோலுக்கும், நம் தேங்காய் எண்ணெய்க்கும் என்ன சம்பந்தம்? பெட்ரோல், டீசல், மண்ணெண்ணெய் போன்ற அனைத்து எரிபொருட்களின் கச்சா எண்ணெயான குருடாயில் வேதியியல் பிரிவினைகளுக்கு உட்படுத்தப்பட்டு நமக்கு மேற்கண்ட பொருட்கள் கிடைக்கின்றன. இதில் எஞ்சிய திரவப் பொருளின் பெயர்தான் லிக்யூட் பாரஃபின் என்று அழைக்கப்படும் அமெரிக்க மண்ணெண்ணெய். இதை லிக்யூடியம் பாரபீயம், மினரல் ஆயில் போன்ற பல பெயர்களில் அழைக்கலாம். இதிலிருந்து தயாரிக்கப்படுவது தான் நம் டப்பா தேங்காய் எண்ணெய்கள்.

குருடாயிலின் மிச்ச திரவத்தை எடுத்து, அதை நிறமற்றதாக மாற்ற பிளீச்சிங் (சலவை) செய்து, தேவையான மணத்தை வேதியியல் பொருட்களின் உதவியோடு சேர்க்கிறார்கள். அதெப்படி தேவையான மணத்தைச் சேர்க்க முடியும்? நம் வீடுகளில் கேசரி செய்யும் போது வெண்ணிலா எசென்ஸை சேர்ப்பார்கள் பார்த்திருக்கிறீர்களா? வெண்ணிலா என்பது செடியிலிருந்து பிரித்தெடுக்கப்பட்ட மணம். இப்போது செடியில்லாமலேயே ஆய்வுக்கூடங்களில் தயாரிக்கப்படுகிறது. நம்முடைய பாயாசமும், கேசரியும்

எப்படி மணம் சேர்க்கப்பட்டு ஒரு புதிய மணத்தைத் தருகிறதோ அது போல தேங்காய் எண்ணெயின் மணம் ஃப்ளேவராக தனியாகக் கிடைக்கிறது. இப்படி தயாரிக்கப்பட்டு கிடைக்கிற அமெரிக்க மண்ணெண்ணெயைத்தான் நாம் தேங்காய் எண்ணெய் என்று அழைக்கிறோம். இந்த எண்ணெயை உடலின் வெளிப்புற உபயோகத்திற்கு மட்டுமல்லாது உணவிற்கும் பயன்படுத்துகிறோம்.

இப்படி நம் அன்றாட வாழ்வில் பயன்படுத்தப்படும் பொருட்களில் இரண்டாயிரம் வகையான பொருட்கள் குருடாயில் தொடர்பானவை என்பதை ஆய்வுக்கூடங்கள் மூலம் நிரூபித்து, மக்களுக்கு விழிப்புணர்வை ஏற்படுத்தி வருகிறார் வைத்தியர் மோகனன்.

ஆரோக்கியம் பற்றிப் பேசி நம் தலையில் கட்டப்படும் தினசரி பயன்பாட்டு பொருட்கள் பற்றியும், உணவுகள் பற்றியும் நமக்கு அறிவுறுத்த வேண்டிய மருத்துவர்கள் என்ன செய்து கொண்டிருக்கிறார்கள்?

பீகாரில் பல மருத்துவர்கள் மக்களின் அறியாமையைப் பயன்படுத்திக் கொண்டு தங்கள் தொழிலை விரிவுபடுத்திய விஷயங்களை கட்டுரைகள் அம்பலப்படுத்தின. ஒரு மருத்துவர் தன் நோயாளிக்கு எக்ஸ்ரே எடுப்பதாகக்கூறி பணம் வசூலித்தார். ஒரு இருட்டு அறைக்குள் அழைத்துச் சென்று ஒரு கருவியின் முன்பக்கத்தை திறந்தார். அதிலிருந்து வெளிச்சம் நோயாளியின் மேல் பட்டது. உடனே அக்கருவியின் கீழ்ப் புறமுள்ள ட்ரேயிலிருந்து ஒரு எக்ஸ்ரே பிலிமை வெளியில் எடுத்துக் கொடுத்தார். அந்தக் கருவி நாம் தினமும் பயன்படுத்தும் ஃபிரிட்ஜ்தான் என்பது பின்னாளில் கண்டுபிடிக்கப்பட்டது. இத்தகவலை விகடன் பிரசுரம் வெளியிட்டுள்ள "போஸ்ட் மார்டம்" நூலில் டாக்டர். சேதுராமன் விவரித்துள்ளார்.

மும்பையில் உள்ள மருத்துவர்கள் "பேசின் டெஸ்ட்" என்ற ஒரு டெஸ்ட்டிற்கு பல நோயாளிகளைப் பரிந்துரைத் திருக்கிறார்கள். இந்த டெஸ்ட்டுகளுக்காக ஆயிரக்கணக்கான ரூபாய்களை மருத்துவ ஆய்வுக்கூடங்கள் நோயாளிகளிடம்

வசூலித்திருக்கின்றன. இந்த டெஸ்ட் எப்படி செய்யப்படுகிறது என்பதை சமீபத்தில் வெளியான அமீர்கானின் "சத்ய மேவ ஜெயதே" நிகழ்ச்சி அம்பலப்படுத்தியது. நோயாளிக்கு எவ்வளவு டெஸ்ட்டுகளை டாக்டர் எழுதிக் கொடுத்தாலும், அவற்றிற்கான தொகையை நோயாளியிடம் வசூலித்துக் கொள்ள வேண்டும், நோயாளியிடமிருந்து எடுக்கப்பட்ட ரத்தத்தை வாஷ்பேசினில் ஊற்றிவிட வேண்டும். சராசரியாக இருக்கும் ஆய்வுக்கூட அறிக்கையை அந்நோயாளிக்கு கொடுத்துவிட வேண்டும். அப்படி நோயாளியிடம் பெறப்பட்ட தொகையில் பெரும்பகுதியை எழுதிக்கொடுத்த டாக்டருக்குத் தர வேண்டும். இதுதான் பேசின் டெஸ்ட் செய்யப்படும் முறை.

இவற்றையெல்லாம் தாண்டி நமக்கே தெரியும். மருத்துவ ஆய்வுக்கூடங்கள் 40 சதம் முதல் 60 சதம் வரை கமிஷனாக மருத்துவர்களுக்கு பணம் வழங்குகிறது என்பது. இப்படி டெஸ்ட்டிற்காக நோயாளியிடம் வாங்கப்படுவதில் பெரும்பங்கை மருத்துவர் வாங்கிக் கொண்டால் டெஸ்ட் செய்வது சாத்தியமா? அதன் முடிவுகளை எப்படி நம்புவது? லேப், எக்ஸ்ரே, ஸ்கேன், மருந்துகள், துணை உணவுகள், தடுப்பூசி .. என அனைத்திலும் பங்கு வாங்குகிறவராக நம் மருத்துவர்களில் பெரும்பாலோர் இருக்கிறார்கள்.

நம்முடைய மருத்துவ ஆய்வுக்கூடங்கள் என்ன செய்கின்றன?

இன்று ஒரு மனிதன் ஆரோக்கியமாக இருக்கிறானா? இல்லையா? என்பதை ஆய்வுக்கூடங்களும், அதன் கருவிகளுமே தீர்மானிக்கின்றன. ஆனால் அடிப்படை மருத்துவக் கோட்பாடு என்ன சொல்கிறது தெரியுமா? நோயாளியின் உடல் சார்ந்த அறிகுறிகளோடு இந்த ஆய்வுக்கூட அறிக்கைகள் ஒத்துப்போனால் மட்டுமே அவற்றை கவனத்தில் கொள்ள வேண்டும். ஒத்துப்போகவில்லையென்றால் அறிக்கைகளை தூக்கி எறிய வேண்டும். ஆனால் நடைமுறையில் கருவிகளின் ஆய்வுகள் மட்டுமே முதன்மைப் படுத்தப்படுகிறது. நோயாளியின் உடல்

சார்ந்த அறிகுறிகள் புறக்கணிக்கப்படுகின்றன. இப்படி கருவி சார்ந்து நம் மருத்துவங்கள் இயங்கும் போது சிகிச்சை முறையும், குணமாக்குதலும் கேள்விக்குறியாகிறது.

ஆய்வுக்கூட அறிக்கைகள் எப்படியான முடிவுகளை நமக்கு கொடுக்கிறது தெரியுமா? உதாரணத்திற்கு சிறுநீர் பரிசோதனைகளைப் பார்ப்போம். நம் உடலில் சிறுநீரகம் எனும் கிட்னி எங்கே இருக்கிறது? என்று கேட்டால் கிராமத்து மனிதர்கள் கூட இப்போது சொல்லிவிடுவார்கள். அந்த அளவிற்கு மருத்துவ அறிவு வளர்ந்திருக்கிறது. சரி, இந்த சிறுநீரகம் நம் உடலில் என்ன வேலை செய்கிறது தெரியுமா? பள்ளிப்பாடங்களில் கூட சிறுநீரகம் என்ன வேலை செய்கிறது என்பது விளக்கப்பட்டிருக்கிறது. நம் இரத்தத்தில் உள்ள கழிவுகளை அடையாளம் கண்டு, அவற்றைப் பிரித்தெடுத்து சிறுநீர் வழியாக வெளியேற்ற வேண்டும் என்பதே சிறுநீரகங்களின் அடிப்படையான வேலை.

உதாரணத்திற்கு ஒருவருடைய இரத்தத்தில் பத்து புழுக்கள் இருப்பதாக வைத்துக் கொள்வோம். (பயப்படாதீர்கள் அப்படியெல்லாம் புழுக்கள் இருக்காது. சும்மா உதாரணத்திற்கு) இந்தப் புழுக்களை அடையாளம் கண்டு, வெளியேற்ற வேண்டியது யார்? நம் சிறுநீரகங்கள் தான் இந்த வேலையைச் செய்ய வேண்டும். இப்போது அந்த நபருடைய சிறுநீரகங்கள் புழுக்களை அடையாளம் கண்டுவிட்டன. தொடர்ந்து உடலின் சக்தியைத் திரட்டி, சிறுநீரகங்கள் பத்துப் புழுக்களையும் வெளியேற்றி விடுகின்றன. இப்படி, சிறுநீரகங்கள் புழுக்களை வெளியேற்றுவது நம் உடலிற்கு நல்லதா? கெட்டதா? இதென்ன கேள்வி சந்தேகமேயில்லாமல் நல்லதுதான். ஏனென்றால் இரத்தத்தின் கழிவுகளைத்தான் சிறுநீரகங்கள் வெளியேற்றும். இவ்வாறு இரத்தத்திலுள்ள பத்து புழுக்களையும் சிறுநீரகங்கள் அடையாளம் கண்டு, வெளியேற்றிவிட்டால் சிறுநீரகங்கள் நல்ல நிலையில் இருப்பதாகத்தானே அர்த்தம்? இதுதான் அறிவியல்.

அப்படியே நம்முடைய ஆய்வுக்கூடங்களுக்கு வருவோம். உடலின் அறிவியல் "சிறுநீரகங்கள் நல்ல நிலையில்

உள்ளன" என்று கூறுகிறது. ஆய்வுக்கூடங்கள் என்ன சொல்கின்றன பார்ப்போமா?

இப்போது புழுக்கள் உள்ள சிறுநீரை ஆய்வுக்கூடத்தில் பரிசோதனைக்குக் கொடுக்கிறோம். ஆய்வு முடிவு எப்படி இருக்கும் என்று நினைக்கிறீர்கள்? "உங்கள் சிறுநீரில் பத்துப்புழுக்கள் இருக்கின்றன. அதனால் இரத்தத்தில் பத்துப் புழுக்கள் இருக்கின்றன. உங்கள் சிறுநீரகம் பாதிக்கப்படப் போகிறது" என்று ஆய்வுக்கூட அறிக்கை கூறும். நம் சிறுநீரில் ++ சர்க்கரை அளவு இருந்தால், அதே அளவு நம் இரத்தத்தில் இருப்பதாகத்தானே நம் ஆய்வு முடிவுகள் கூறுகின்றன. அதே போல சிறுநீரில் +++ உப்பு இருப்பதாகக் கண்டுபிடித்தால், அதே அளவு இரத்தத்தில் இருப்பதாகக் கூறுகின்றன. அதேபோலத்தான் நம் சிறுநீரில் புழுக்கள் கண்டுபிடிக்கப் பட்டால் அதே அளவு புழுக்கள் இரத்தத்தில் இருப்பதாக ஆய்வுக்கூட அறிக்கைகள் கூறும்.

ஆனால், உண்மையில் சிறுநீரில் எப்போது புழுக்கள் (கழிவுகள்) வெளியேறி விட்டதோ அப்போதே இரத்தத்தில் புழுக்கள் இல்லை. ஆக, சிறுநீரில் உள்ள புழுக்களை வைத்து இரத்தத்தில் உள்ள புழுக்களை அளவிட முடியாது. இதே போல, சிறுநீரில் உள்ள வேதியியல் கழிவுகளின் அளவுகளைக் கொண்டு இரத்தத்தில் உள்ள கழிவுப்பொருட்களை அளவிடமுடியாது. எப்போதெல்லாம் சிறுநீரில் கழிவுகள் வெளியேறுகிறதோ, அப்போதெல்லாம் சிறுநீரகங்கள் ஆரோக்கியமாகவும், நன்றாகவும் இயங்கிக் கொண்டிருக் கின்றன எனபதை நாம் புரிந்துகொள்ளலாம்.

இதை இன்னும் சரியாகப்புரிந்து கொள்ள மஞ்சள் காமாலை என்ற நோயைப் பார்ப்போம். கல்லீரலில் அளவிற்கு அதிகமாகச் சுரக்கும் பித்தநீர் அளவை மீறும் போது இரத்தத்தில் கலக்கிறது. இதைத்தான் நாம் மஞ்சள் காமாலை என்று அழைக்கிறோம். இப்படிக் கலந்த கழிவுப்பொருளான பித்தத்தை அப்படியே இரத்தம் வைத்துக் கொண்டால் பாதிப்புகள் அதிகமாகும். அதனால் நம் உடலைப் பாதுகாக்க நம் சிறுநீரகங்கள் உதவி செய்கின்றன. இரத்தத்தில் உள்ள

கழிவுப்பொருளான பித்த நீரை நம் சிறுநீரகங்கள் அடையாளம் கண்டு, அதை வெளியேற்றுகின்றன. இவ்வாறு பித்தநீர் சிறுநீரில் வெளியேறுவது என்பது நாம் குணமாகிக் கொண்டிருப்பதைக் காட்டுகிறது. நம் சிறுநீரகங்கள் தங்கள் வேலையை சிறப்பாகச் செய்வதைக் காட்டுகிறது. ஆனால், இந்த நிலையில் நம் சிறுநீரை பரிசோதனைக்குக் கொடுத்தால் ஆய்வு முடிவுகள் என்ன சொல்லுகின்றன? சிறுநீரிலுள்ள பித்தத்தைக் கண்டு பதறும் மருத்துவ ஆய்வாளர்கள் நம் உடலில் மஞ்சள் காமாலை ஏற்பட்டிருப்பதாகச் சொல்வார்கள். உண்மையில், மஞ்சள் காமாலை ஏற்பட்டிருக் கிறதா? அல்லது மஞ்சள்காமாலை வெளியேற்றப்பட்டுக் கொண்டு இருக்கிறதா? நம்முடைய கழிவுகளில் வெளியேறு வதைத்தான் சிறுநீரில் பார்க்க முடியும். அப்படி வெளியேறுவது நம் உடலின் குணமாக்கும் தன்மை நன்றாக இருப்பதாகத்தானே சொல்கிறது?

ஆக, நம்முடைய கழிவுகளான சிறுநீர், மலம், சளி போன்றவற்றில் செய்யப்படும் பரிசோதனைகள் நம் நோய்களைக் கண்டுபிடிப்பதில்லை. மாறாக, நம் ஆரோக்கியத்தையே உறுதி செய்கின்றன. நம்முடைய ஆய்வுக்கூடங்கள் உடலின் அறிவியலுக்கு மாறாக நம் உடலின் ஆரோக்கியத்தை நோயாகப் புரிந்து கொள்கிறார்கள். அதையே அறிக்கைகளாகத் தருகிறார்கள்.

நம்முடைய உடல்நலத்திற்காக இன்னொரு நபரைச் சார்ந்து இருக்கும் போது இந்நிலை ஏற்படுவதைத் தவிர்க்க முடியாது. சரி. தனித்தனியான மருத்துவர்களும், ஆய்வாளர்களும் இவ்வாறு இருக்கிறார்கள். மருத்துவர்களை ஒழுங்குபடுத்தும் மருத்துவர் அமைப்புகள் என்ன செய்து கொண்டிருக்கின்றன?

தன்னிடம் வரும் நோயாளியிடம் ஒரு மருத்துவர் நோய்களைப்பற்றி பயப்படும் விதமாக விளக்கமளிக்கக் கூடாது என்கிறது இந்திய மருத்துவக் கவுன்சில் விதி 2:3. ஒரு நோயாளியை டெஸ்ட்டுகளுக்கோ, மருந்துகளுக்கோ என்று பரிந்துரைப்பதற்காக எந்த விதமான கமிஷனையும் பெறக்

கூடாது என்கிறது விதி எண். 6:4:1. இந்த மாதிரியான மருத்துவர் அறங்களை எத்தனை மருத்துவர்கள் பின்பற்றுகிறார்கள் என்பது நமக்கே தெரியும்தானே? இவ்வாறு விதி மீறுகிறவர்களை, மருத்துவத்தை வணிகமாக மாற்றுகிற மருத்துவர்களை ஒழுங்குபடுத்த வேண்டிய இந்திய மருத்துவக் கவுன்சில் இதுவரை ஒருவரைக்கூட தண்டித்ததில்லை.

அப்படியானால் மருத்துவர் அமைப்புகள் வேறென்ன செய்து கொண்டிருக்கின்றன?

தினமும் நாம் பல்துலக்கப் பயன்படுத்துகிற பேஸ்ட்டுகளில் ஒரு கம்பெனி கால்சியம் சத்தைக் கலந்து தயாரிக்கிறது. இப்படி கால்சியம் கலந்த பேஸ்ட்டுகளில் நாம் பல்துலக்குகிற போது நமக்குத் தேவையான கால்சியம் கிடைத்துவிடுமாம். அதாவது கால்சியத்தை நாம் துப்புகிற போது கால்சியம் கூடுமாம். அறிவியலுக்குப் புறம்பான இந்த விஷயங்களைச் சொல்லி தொலைக்காட்சி விளம்பரங்கள் பேஸ்ட்டுகளை விற்கின்றன. இந்த கம்பெனி பேஸ்ட்டிற்கு பல்மருத்துவர்கள் அமைப்பு அங்கீகாரம் தந்திருக்கிறது என்று விளம்பரம் கூறுகிறது. இன்னொரு நிறுவனம் தனது பினாயிலை ஒரு மருத்துவர் அமைப்பு அங்கீகரித்திருப்பதாக் கூறுகிறது. இப்படி ஒவ்வொரு நிறுவனமும் மருத்துவ அமைப்புகளின் பெயர் தாங்கிய விளம்பரங்களை வெளியிடுகின்றன. மக்களுக்கு வழங்கப்படுகிற மருத்துவ சேவைகளை ஒழுங்குபடுத்த வேண்டிய மருத்துவ அமைப்புகள் நிறுவனங்களின் பின்னால் நின்றுகொண்டிருக்கின்றன.

மருத்துவர்களையும், மருத்துவ அமைப்புகளையும் கண்காணிக்க வேண்டிய அரசுகள் என்ன செய்து கொண்டிருக்கின்றன?

சமீபத்தில் கிளப்பப்பட்ட பீசன் பீதி பன்றிக்காய்ச்சல் பற்றியது. இந்தப் பன்றிக்காய்ச்சல் அதிவேகமாகப் பரவி வருவதாகவும், பன்றிக்காய்ச்சலுக்குக் காரணமான கிருமிகளிலிருந்து மக்கள் தங்களை பாதுகாக்க முயலவேண்டும் என்றும் அரசுகள் எச்சரிக்கை மணியடித்தன. ஸ்வைன் ஃப்ளூ என்று அழைக்கப்படும் பன்றிக் காய்ச்சலைக் கட்டுப்படுத்தவோ,

வந்த பின்பு குணப்படுத்தவோ ஆங்கில மருத்துவத்தில் மருந்துகள் எதுவும் கண்டுபிடிக்கப்படவில்லை. அவ்வப்போது காய்ச்சல் குறைக்கும் மருந்துகளையும், கிருமியை எதிர்க்கும் பொதுவான மருந்துகளையும் தான் கொடுத்து வந்தனர். மருத்துவர்களுக்கே இந்த நிலை என்றால் பொதுமக்கள் எவ்வாறு தங்களைப் பாதுகாத்துக் கொள்வது? இந்த நிலையில்தான் பன்றிக் காய்ச்சல் ஊர்வலம் (Swineflu Campaign) துவங்கியது. அதென்ன பன்றிக்காய்ச்சல் ஊர்வலம்?

பன்றிக்காய்ச்சல் பரவக் காரணமாகக் கூறப்பட்ட ஹெச் 1 என் 1 வைரஸ் பரவுவதைத் தடுக்க ஒரு துண்டுத்துணியை (மாஸ்க்) முகத்தில் கட்டிக் கொண்டு ஆயிரக்கணக்கானோர் நடந்து சென்றதுதான் பன்றிக் காய்ச்சல் விழிப்புணர்வு ஊர்வலம். இதில் மருத்துவர்கள், நுண்ணியிரியல் பயின்றவர்கள், அறிவியல் மாணவர்கள், விஞ்ஞானிகள், நடிகர்கள் என்று ஒரு மிகப்பெரிய பட்டாளமே கலந்து கொண்டது. இந்த ஊர்வலம் விடுத்த செய்தி என்ன? தங்களைப் போன்றே மக்களும் மாஸ்கைப் பயன்படுத்தி பன்றிக்காய்ச்சல் வைரஸ் தாக்கத்தில் இருந்து பாதுகாத்துக் கொள்ளலாம் என்பதுதான். மருந்துக் கம்பெனிகள் கிளம்பின. மாஸ்குகள் லட்சக்கணக்கில் தயார் செய்யப்பட்டன. இந்த துண்டுத் துணிகளுக்கு தட்டுப்பாடு ஏற்பட்டதையும், பல ஊர்களில் அதன் விலை உயர்ந்ததையும் நீங்கள் கேள்விப்பட்டிருப்பீர்கள்.

சரி இதற்கும் அரசுகளின் மருத்துவப்பணிக்கும் என்ன சம்பந்தம்? அரசாங்கம் இப்படியான விழிப்புணர்வு ஊர்வலங்களை நடத்துவது நல்லதுதானே? என்று நமக்குத் தோன்றும். இங்கே பிரச்சினை ஊர்வலத்தில் அல்ல. அதில் வலியுறுத்தப்பட்ட விஷயம்தான். வெறும் துணியிலான அல்லது துணியோடு கலந்து தயாரிக்கப்பட்ட ஒரு மாஸ்க் எப்படி வைரஸைத் தடுக்கும்?

உங்கள் வீட்டில் பதினொன்றாம் வகுப்பில் அறிவியல் அல்லது கணிதப் பிரிவு மாணவர்கள் யாராவது இருக்கிறார்களா? இல்லையென்றால் அறிவியல், உயிரியல், நுண்ணியிரியல் இவற்றில் ஏதாவது ஒன்றை படிக்கும் கல்லூரி

மாணவர் இருக்கிறாரா? பள்ளிப் பாடத்தில் துவங்கி, பட்டம், முதுநிலைப் பட்டம், ஆய்வியல் என அனைத்து அறிவியல் பாடத்திலும் கிருமியின் அளவு என்ன? என்பதும், அதில் வைரஸின் அளவு என்ன? என்பதும் இடம் பெற்றிருக்கும். உங்களுக்குத் தெரியுமா ஒரு கிருமியின் அளவு என்ன?

கண்ணிற்குத் தெரியாத தூசியை விட ஒரு லட்சம் மடங்கு சிறியதுதான் இந்த வைரஸ். பல ஆயிரம் மடங்கு பெரிது படுத்திக் காட்டக்கூடிய மின்னணு நுண்ணோக்கியால் (Electronic Microscope) கூட வைரஸை பார்க்கமுடியாது. அவ்வளவு சிறியது. பன்றிக்காய்ச்சல் வைரஸ் நம் மூக்கினுள் நுழையாத வண்ணம் பாதுக்காப்பதற்காக பரிந்துரைக்கப்பட்ட மாஸ்க்கின் நூல் இடைவெளியின் அளவு என்ன? இதே மாஸ்கைத்தான் போக்குவரத்து காவல்துறையைச் சேர்ந்த நபர்கள் தூசி மூக்கினுள் நுழையாமல் இருக்க பயன்படுத்துகிறார்கள். ஆனால் அதையும் மீறி தூசி மூக்கினுள் புகுந்து விடுகிறது. மாஸ்க்கின் நூல் இடைவெளி தூசி நுழையும் அளவிற்கு பெரியது. இதில் சந்தேகம் இருந்தால் உங்கள் வீட்டில் இருக்கும் குழந்தைகள் விளையாடும் சாதாரண லென்சை எடுத்து துணியை சோதித்துப் பாருங்கள். மிகக்குறைந்த அளவிற்கு பெரிதாக்கும் சக்தியுள்ள லென்ஸின் வழியாக உங்கள் சட்டைத் துணியைப்பாருங்கள். நூலின் பின்னலும், அதன் இடைவெளியும் அழகாகத் தெரியும். இவ்வளவு பெரிய நூல் இடைவெளியில், தூசியை விட லட்சம் மடங்கு சிறிய, நுண்ணிய வைரஸ் போக முடியுமா? முடியாதா? தூசியையே தடுக்க முடியாத இந்த துண்டுத்துணி எப்படி பன்றிக்காய்ச்சல் வைரசில் இருந்து நம்மைப் பாதுகாக்கும்?

இப்படித்தான் அரசாங்கங்களின் பணிகள் இருக்கும். யாரோ ஒரு மருந்துக் கம்பெனி பரிந்துரையிலோ, கம்பெனி விஞ்ஞானியின் ஏற்பாட்டிலோ ஒரு அரசாங்கத்தை ஏமாற்றி விட முடியும். மக்கள் பாதிப்பிலிருந்து மீள வேண்டும் என்ற பதைபதைப்பில் மக்களையும் பயமுறுத்தி, தானும் பயந்து இப்படி பன்னாட்டு கம்பெனிகளின் சதிக்கு இரையாகும் அரசுகள் எப்படி நம்மைக் காப்பாற்றும்?

உணவுகளைப் பரிந்துரைக்கும் சாதாரண நிறுவனங்களையும் நம்ப முடியவில்லை.

விழிப்புணர்வூட்ட வேண்டிய மருத்துவர்களையும் நம்பமுடியவில்லை.

மருத்துவர்களுக்கு உதவும் ஆய்வுக்கூடங்களையும் நம்பமுடியவில்லை.

மருத்துவர்களை கண்காணிக்க வேண்டிய மருத்துவ அமைப்புகளையும் நம்பமுடியவில்லை.

இவை அனைத்தையும் சரி செய்ய வேண்டிய அரசுகளையும் நம்பிப்பயனில்லை.

உலக அரசாங்கங்களை இணைக்கும், உலக மக்களின் ஆரோக்கியத்தை உறுதி செய்யும் அமைப்பு உலக சுகாதார நிறுவனம். (WHO) அனைத்து நாடுகளின் அரசாங்கங்களுக்கும் மருத்துவத்துறையில் வழிகாட்டக்கூடிய உலக நிறுவனம் தான் இது. இந்த நிறுவனம் தனி மனிதனான நம்மையும், நம் குடும்பத்தையும் காப்பாற்றுமா? இந்த விஷயத்தில் தெளிவு பெற தடுப்பூசித் திட்டங்கள் பற்றி பார்ப்போம்.

தடுப்பூசிகளால் பாதிக்கப்பட்ட குழந்தைகளின் பெற்றோர்கள் ஏற்படுத்திய அமைப்பு VRAN (VACCINATION RISK AWARENESS NETWORK). கனடாவை தலைமையகமாகக் கொண்டு இயங்கும் இந்த அமைப்பு நூற்றுக்கணக்கான நாடுகளில் பரவி இருக்கிறது. "மனித வாழ்வின் விலை மதிப்பற்ற செல்வங்கள் குழந்தைகளே. தயவு செய்து உங்கள் குழந்தைகளுக்கு தடுப்பூசி போடுமுன் நன்கு ஆராய்ந்து செயல்படுங்கள்" என்ற வேண்டுகோளை ஒவ்வொரு பெற்றோரின் முன்வைக்கிறது இந்த அமைப்பு.

"தடுப்பூசிகளால் உலகில் ஒருநாள் இரத்த ஆறு ஓடும். நாளைய டாக்டர்கள் அதிர்ச்சிக்குள்ளாகி, எப்படி ஒரு நல்ல ஆராய்ச்சியும் இல்லாமல் எந்த ஒரு நன்மையும் இல்லாத விஷத்தை நம்முடைய பிஞ்சுக் குழந்தைகளின் உடலில் ஏற்றி, இருபத்தியோராம் நூற்றாண்டு வரை கொண்டு சென்றோம்

என்று புலம்புவார்கள்" என்று எச்சரிக்கிறார் தடுப்பூசி ஆய்வாளர் டாக்டர். டெட் கெரான்.

தடுப்பூசிகளின் பாதிப்பைக் கண்டறிய ஏற்படுத்தப்பட்ட ராயல் கமிஷன், அதில் பாதிக்கப்பட்டோர்களின் வழக்குகளை விசாரிக்க அமெரிக்காவில் இயங்கி வரும் தடுப்பூசி நீதிமன்றம் (VACCINATION COURT), அமெரிக்க மருத்துவர் டாக்டர். வில்லியம் ட்ரெப்பிங் எழுதிய "தடுப்பூசி வரலாற்று மோசடி" நூல், தடுப்பூசி திட்டத்தை எதிர்த்து தொடுக்கப்பட்டுள்ள வழக்குகள் என்று நீளுகிற ஒவ்வொரு விஷயத்திற்குள்ளும் நாம் விரிவாக நுழைந்தால் இதே போன்று ஆயிரம் நூல்கள் எழுதினாலும் போதாது. இந்த விஷயத்தை எளிதாகப் புரிந்து கொள்ள இந்தியாவிலும், அமெரிக்காவிலும் நடந்த சில சம்பவங்களை நினைவு கூர்ந்தால் போதுமானது.

அமெரிக்காவில் பிறக்கும் குழந்தைகளுக்கு மஞ்சள் காமாலை பி தடுப்பூசி 1990களில் கட்டாயமாக்கப்பட்டிருந்தது. அப்படி கட்டாயமாக தடுப்பூசி போடவில்லையென்றால் குழந்தைக்கு பிறப்பு சான்றிதழ் தரமாட்டார்கள். பள்ளிகளில் சேர்க்கமுடியாது. இதையெல்லாம் மீறியும் தடுப்பூசி போடவில்லையென்றால் பெற்றோர்களிடமிருந்து தடுப்பூசி போடப்படாத குழந்தையைப் பிரித்து அரசு காப்பகங்களுக்கு அனுப்பி விடுவார்கள். பெற்றோர்களை சிறைக்கு அனுப்பவும், மருந்துகளின் பெயரால் மனித உரிமை மீறல்களைச் செய்யவும் அமெரிக்கா தயங்குவதில்லை. இப்படி கட்டாயப்படுத்தப் பட்டு தடுப்பூசி போடப்பட்ட குழந்தைகளை அமெரிக்காவின் நோய் தடுப்பு மையம் (CENTRE FOR DISEASE CONTROL) ஆய்வு செய்தது. தடுப்பூசி போடப்பட்ட அமெரிக்கக் குழந்தைகளுக்கு பதிமூன்று விதமான புதிய நோய்களோடு மஞ்சள் காமாலையும் ஏற்பட்டிருப்பதை அறிந்தது அமெரிக்க அரசு. 1997 ஆம் ஆண்டில் அமெரிக்காவில் கட்டாயத் தடுப்பூசிச் சட்டம் கைவிடப்பட்டது.

கட்டாய தடுப்பூசிச் சட்டத்தை நம்பி ஏராளமான தடுப்பூசிகளை உற்பத்தி செய்து காத்திருந்த மருந்துக் கம்பெனிகள் செய்வதறியாது திகைத்தன. இதே காலத்தில்

இந்தியாவில் நடைபெற்ற சம்பவத்தை நாம் நினைவுபடுத்திக் கொள்ள வேண்டும். அமெரிக்க முதலாளி பில்கேட்ஸ் தனது தொண்டு நிறுவனத்தின் மூலம் ஆந்திராவிலுள்ள 4.5 லட்சம் குழந்தைகளுக்கு இலவசமாக தடுப்பூசிகளை வழங்கினார். அப்படி வழங்கப்பட்ட இலவச தடுப்பூசி எதுதெரியுமா? பில்கேட்சின் சொந்த நாடான அமெரிக்காவில் கைவிடப்பட்ட மஞ்சள் காமாலை தடுப்பூசிதான்.

ஒரு நாட்டில் தடை செய்யப்பட்ட மருந்துகளையும், கைவிடப்பட்ட தடுப்பூசிகளையும் இன்னொரு நாட்டில் பயன்படுத்த உலக சுகாதார நிறுவனம் அனுமதிக்கிறது. அமெரிக்கத் தடுப்பூசிகளில் திம்மர்சால் என்ற பாதரசம் கலந்த தடுப்பூசிகள் முன்பே தடை செய்யப்பட்டு விட்டன. ஆனால் அவை உலகம் முழுக்க பல நாடுகளில் பயன்பாட்டில் உள்ளன. இந்திய மருத்துவக் கவுன்சிலின் தடுப்பு மருந்துப் பிரிவின் தலைவர் டாக்டர்.ஜேக்கப் புலியேல் "தடுப்பூசி விஷயத்தில் உலக சுகாதார நிறுவனத்தின் நிலையே சந்தேகத்திற் குரியதுதான்" என்று எழுதியிருக்கிறார்.

ஆக, நம்முடைய நலனுக்காக நம் குடும்பத்தாரின் நலனுக்காக உலக சுகாதார நிறுவனம் தொடங்கி, மத்திய, மாநில அரசுகள், மருத்துவ அமைப்புகள், மருந்துக் கம்பெனிகள், ஆய்வுக்கூடங்கள், மருத்துவர்கள், உணவு நிறுவனங்கள் என்று யாரும் இல்லை.

உங்களையும், உங்கள் குடும்பத்தையும் நோய்களிலிருந்து காப்பாற்றுகிற, மருத்துவ மோசடிகளிலிருந்து காப்பாற்றுகிற பொறுப்பு உங்களைத் தவிர வேறு யாருக்காவது இருக்க முடியுமா? வாருங்கள்.

நம் குழந்தைகளுக்காக, நம் குடும்பத்தினருக்காக, நம் சந்ததிகளுக்காக ஆரோக்கியம் பற்றிய ரகசியங்களை அறிந்துகொள்வோம்.

■

> "உண்மை ஓரளவுதான் மக்களை எட்டுகிறது. பொய்மையும், மூடத்தனமும் பெரும்பாலோரை வென்று விடுகிறது"
> - அரிஸ்டாட்டில்

எனக்குள் ஒரு மருத்துவர் இருக்கிறார் என்பதை நான் எப்படி நம்புவது?

2

ஆரோக்கியம் பற்றி அறிந்து கொள்வதற்கும், நோய்களைப் பற்றி புரிந்து கொள்வதற்கும் மருத்துவம் படிக்க வேண்டிய அவசியமில்லை. சில ஆண்டுகளுக்கு முன்பு நம்முடைய பயன்பாட்டிற்கு வந்த செல்போன் பற்றி நாம் அனைத்தும் அறிந்திருக்கிறோம். நம்முடைய குழந்தைகள் புதிய தலைமுறை தொழில்நுட்பத்தோடு இயங்கும் செல்போன் பற்றி நமக்குக் கற்றுத்தருகிறார்கள். செல்போன் பற்றிய தொழில்நுட்பப் பயிற்சி பெற்றா இதையெல்லாம் செய்கிறோம்? ஒரு பொருளை ஒன்றுதலோடு பயன்படுத்தினால் அதன் பயன்பாட்டு முறைகளையும், அதை பாதுகாக்கும் முறைகளையும் அறிந்து கொள்ள முடியும். இதே போன்றது தான் நம் உடலைப் புரிந்து கொள்வதும்.

நம் உடல் என்ன செய்து கொண்டிருக்கிறது? என்ன கேட்கிறது? என்ன சொல்கிறது? என்று கவனிக்கத் துவங்கிவிட்டால் போதும். இந்த உடலின் ரகசியங்கள் வெளிப்படத்துவங்கும்.

நம் உடல் ஆரோக்கியமானதாக இருக்க வேண்டும் என்று நினைப்பவர்கள் யார்? நம்முடைய உறவினர்கள்? நண்பர்கள்?

இவர்களைவிட உங்கள் உடலை அதிகம் பராமரிக்க விரும்புவர் யார்? "நாம்" என்ற சொல்லில் இரண்டு அம்சங்கள் இருக்கின்றன. ஒன்று உடல், இன்னொன்று உயிர். இந்த இரண்டு பகுதிகளும் ஒன்றுக்கொன்று ஒத்திசைவாக இருப்பதுதான் ஆரோக்கியம். உடலைக் காக்க உயிரும், உயிரைக் காக்க உடலும் வேலை செய்யும் தானே?

இந்த உடல் நலத்தோடு இருக்க வேண்டுமென்பதை நம் உயிரை விட விரும்புவர்கள் யாராவது இருக்க முடியுமா? ஏன் இப்படி உயிர் விரும்புகிறது? "உடம்பார் அழியின் உயிரார் அழிவர்" என்கிறது திருமந்திரம். உடல் அழிந்தால் முதலில் பாதிக்கப்படப் போவது உயிர்தான். அதற்குப் பிறகுதான் பிறருடைய இழப்புக்கள் எல்லாம். தன்னைக் காப்பாற்றிக் கொள்வதற்காக நம்முடைய உயிர் நம் உடலைப் பாதுகாக்கிறது.

உயிர் என்பது அரூபமானது. அது எப்படி நம் உடலைப் பாதுகாக்க முடியும்? நம் உடலின் ஒவ்வொரு இயக்கத்திற்கும் அடிப்படைக் காரணமாக இருப்பது உயிர் என்பதில் உங்களுக்குச் சந்தேகம் இருக்கிறதா? நீங்கள் பேசுவதற்கும், நடப்பதற்கும், இயங்குவதற்கும் உயிர்தானே காரணம்? அப்படியானால் உயிருடைய இயக்கத்தால் தான் நம்முடைய வாழ்வே சாத்தியமாகிறது. அப்படிப்பட்ட உயிர் நம் உடலில் அதன் வாழ்நாள் வரைக்கும் நிலைத்திருக்க வேண்டுமானால் உடலும், அதன் உள்ளுறுப்புக்களும் பலமானதாக இருக்க வேண்டும். இந்த உடலையும், அதன் உள்ளுறுப்புக்களையும் பராமரிக்க உயிர் எதிர்ப்பு சக்தி என்ற பெயரில் இயங்குகிறது.

நம்முடைய எதிர்ப்பு சக்தி நோயுற்ற காலத்தில் நமக்கு உதவி செய்கிறது என்று மருத்துவர்கள் சொல்லக் கேட்டிருப்போம். ஆனால் அது எப்படி வேலை செய்கிறது? என்பதையோ, அதன் வேலைகள் என்ன? என்பதையோ நாம் அறிந்து கொள்ள முயற்சிக்கவில்லை. நம் உடலின் எதிர்ப்பு சக்தி என்ற மருத்துவர் எப்படி வேலை செய்கிறார் என்பதைப் பார்ப்போம்.

முதலில் நாம் புரிந்து கொள்ள வேண்டிய விஷயம். நம்முடைய உறுப்புக்களை, நமக்குத்தேவையான சத்துக்களை யார் உருவாக்கியது? என்ற ரகசியத்தைத்தான்.

கருவின் முதல் நிலையில் 'சைகோட்' எனப்படும் அடிப்படை உயிரணு உருவாகிறது. ஒரு ரத்தத்துளிபோல காட்சியளிக்கும் உயிரணுக்கூட்டம் படிப்படியாக வளர்கிறது. ஒன்றிலிருந்து இன்னொன்றாக உருவாகும் இந்தக் கூட்டுத் தொகுப்புத்தான் இன்று வளர்ந்து, வளர்ச்சியைச் சந்தேகிக்கும் நாமாக மாறுகிறோம். பிண்டமாக, உருவற்ற தசை தன் தேவைகளை உருவாக்குகிறது. உள் உறுப்புகள் வளரத் துவங்குகின்றன. எலும்புகள், தசைகள், தசைநார்கள், உறுப்புகள், புலன் உறுப்புகள், மூளை ... என ஒவ்வொன்றாக வளர்ந்து இயங்குகிறது.

அடிப்படையான இந்த உயிர் வளர்ச்சியில் நம்முடைய பங்கு என்ன? தசைகளை வளர்க்க புரோட்டினும், எலும்புகளை வளர்க்க கால்சியமும் வளரும் உயிரணுக்களுக்குக் கொடுத்தோமா? நான்குமாதக் கருவை ஸ்கேன் செய்து பார்த்து "வலது கால் எலும்பு 2 செ.மீ.வளர்ச்சி குறைவாக இருக்கிறது. இருநூறு கிராம் கால்சியத்தை உள்ளே போடுங்கள்" என்று சத்துக்களை வெளியில் இருந்து கொடுத்தோமா? எந்த விதமான வெளிப்புற சத்துக்களும் அளிக்கப்படாமலேயே பிண்டமானது முழு உருவமாக வளர்ந்து வெளியேறுகிறது. நாம் அன்றாடம் சாப்பிடும் சாதாரண உணவுகளிலிருந்து தனக்குத் தேவையானவற்றை உடலே உற்பத்தி செய்து கொள்கிறது. தாயின் உடலால் உற்பத்தி செய்து அளிக்கப்பட்ட சத்துக்களைப் பெற்று சிசு வளர்கிறது. அறுபது சதத்திற்கும் அதிகமான மக்கள் இரவு உணவு இல்லாமலே உறங்கச் செல்லும் இந்தியா போன்ற நாடுகளில் சாதாரண உணவுகள் மூலம் தான் சிசு தனக்கான சத்துக்களைப் பெற்றுக்கொள்கிறது. சரியாகச் சொல்வதானால் இப்படி சாதாரண உணவுகள் மூலம் சத்துக்களைப் பெற்றுக் கொள்கிற குழந்தைகள் தான் ஆரோக்கியமானவைகளாக இருக்கின்றன.

இப்போது சொல்லுங்கள். நீங்கள் தாயின் வயிற்றில்

இருந்தபோது உங்கள் உடலை உருவாக்கியது யார்? நீங்களே தான். உங்கள் உயிர் தாயின் உதவியோடு உருவாக்கியதுதான் உங்கள் உடல். அப்படி உடலை உருவாக்க நாம் வெளியில் இருந்து உதவி செய்ய வேண்டியது இல்லை. ஏனென்றால், நம்முடைய உயிர் தான் உடலை வளர்த்து, பராமரிக்கிற வேலையைச் செய்கிறது. இப்போது வளர்ந்து பெரிதாகவுள்ள நம் உடலை நம் உயிர்தான் உருவாக்கியது. இப்போது அந்த உயிர் நம்முடன் தானே இருக்கிறது? உடலை உருவாக்கிய உயிர் நம்முடன் இருக்கும் போது, அந்த உடலில் ஏற்படும் சின்னச் சின்ன மாறுபாடுகளைப் பற்றி நாம் கவலைப்பட வேண்டுமா? அவசியமில்லை. கவலைப்பட்டாலும் பிரயோஜனமில்லை.

நமக்கு ஒரு நாற்காலியைச் செய்து கொடுக்கிறார் தச்சர். அற்புதமான வேலைகளைச் செய்த அந்த நாற்காலி கால் முறிந்து போகிறது. இப்போதும் நாற்காலியைச் செய்து கொடுத்த தச்சர் நம்முடன்தான் இருக்கிறார். அந்த நாற்காலியை உருவாக்கிய தச்சர் நம்முடன் இருக்கும் போது நாம் கவலைப்படுவோமா? உருவாக்கிய நபரால், அதைச் சரிசெய்ய இயலாதா? அப்படித்தான் நம் உடலும். நம் உடலை உருவாக்கி, பராமரித்துக் கொண்டிருக்கும் நம் உயிர் நம்முடன் இருக்கும் போது உடல் பற்றிய கவலைகளை நாம் சுமந்து கொண்டிருக்க வேண்டிய அவசியமில்லை. நம் உடல் உயிரற்றுப் போனால்தான் நாம் கவலைப்பட வேண்டும். ஆனால் நம் உயிர் போகும் போது கவலைப் பட நாமே இருக்க மாட்டோம்.

ஆக, உடலின் உருவாக்கம் என்பது வெளிப்புறமாக அளந்து கொடுத்த சத்துக்களால் நிகழ்ந்தது அல்ல. சாதாரண உணவுகளை உடல் தேவையான சத்துக்களாக மாற்றி பயன்படுத்திக் கொள்கிறது. இதுதான் நம் உயிரின் துவக்ககால வேலை. அடிப்படை வேலை. இதற்குப் பிறகு நம் அன்றாட வாழ்வில் ஏராளமான வேலைகளை நம் உடல் எதிர்ப்பு சக்தி என்ற பெயரில் செய்து வருகிறது.

அப்படி என்ன வேலைகளை நம் எதிர்ப்பு சக்தி

செய்துவருகிறது?

நம் காலில் ஒரு முள் குத்திவிடுகிறது. அந்த முள்ளை நாம் அகற்றிவிடுகிறோம். ஆனாலும் அதன் துகள் நம் காலிலேயே தங்கி விடுகிறது. இப்போது எதிர்ப்புசக்தி என்ன செய்யும்? யாராவது காலைக் கீறி முள்ளின் துகளை எடுத்து விடுவார்கள் என்று காத்திருக்குமா? அல்லது தானே வெளியேற்ற முயற்சிக்குமா?

பிறருடைய உதவியின்றி நம் உடல் முள்ளின் துகளை வெளியேற்றும் என்று நாம் நம்பத்தயாராக இல்லை. இந்த நிலையில் நம் உடலின் எதிர்ப்பு சக்தி என்ன செய்கிறது? முள் குத்தியவுடன் ஏற்படும் வலி என்பது அந்தப் பகுதி பாதிக்கப் படுவதால் ஏற்படுவது. முள் குத்திய பிறகு வலி வேறொரு தன்மையோடு மாறும். இப்போது ஏற்படும் வலி உடலுக்கு எதிரான அந்நியப் பொருளான முள் துகளை வெளியேற்று வதற்கான வலி. வலியில் வெளியேற்றும் வலி என்று ஒன்று இருக்கிறதா என்ன?

நாம் தினசரி மலம் கழிக்கிறோம். அதில் எந்த விதமான சிரமமோ, வலியோ ஏற்படுவதில்லை. ஆனால் மலச்சிக்கல் ஏற்பட்டு மூன்று, நான்கு நாட்கள் மலம் கழிக்கவில்லை என்றால் அடிவயிற்றில் ஒரு கனமான உணர்வு ஏற்படும். ஐந்து நாட்கள் கழித்து திடீரென வயிற்றில் ஒரு வலி ஏற்படுகிறது. இப்போது வயிற்று வலிக்குப் பயந்து மருத்துவரிடம் ஓடுவோமா? சில நாட்களாக குடலில் தேங்கியுள்ள மலம் வெளியேற்றப்படும் போது வலிக்கத்தானே செய்யும்? இந்த வலிக்கெல்லாம் நாம் மருத்துவரிடம் போகமாட்டோம். ஏனென்றால் நமக்குத் தெரியும் வலிக்குப் பின்பு வயிற்றில் தேங்கியிருந்த மலம் வெளியேறப் போகிறது என்று. இங்கே வலி என்றால் என்ன என்பதை நாம் புரிந்துகொள்ள வேண்டும். நம் உடலில் வலி எந்தப் பகுதியில் ஏற்பட்டாலும் அப்பகுதியில் உள்ள தேங்கிய கழிவுகளை நம் எதிர்ப்பு சக்தி வெளியேற்றப்போகிறது என்று அர்த்தம். வலி என்பது நம் உடலின் எதிர்ப்பு நடவடிக்கை. இது பயப்பட வேண்டிய விஷயமில்லை. மாறாக மகிழ்ச்சிக்குரிய விஷயம்.

சரி மறுபடி முள்ளின் துகளுக்கே வருவோம். இப்போது பாதத்தில் தங்கிவிட்ட முள்ளின் துகளை வெளியேற்றுவதற்காக ஒரு வலியை உடல் ஏற்படுத்துகிறது. அந்நியப் பொருளான அந்தத் துகள் நீக்கப்படும் வரை இந்த வலி நீடிக்கும். இங்கே வலி ஏன் ஏற்பட்டிருக்கிறது? உடலிற்கு ஒவ்வாத பொருளான முள் துகளை வெளியேற்றுவதற்காக வலி தோன்றுகிறது. அடுத்த கட்டமாக, முள் குத்திய இடத்தில் சிறிய வீக்கம் ஏற்படுகிறது. வீக்கம் என்பது உடலின் எதிர்ப்பு சக்தியால் குவிக்கப்படும் நிணநீரால் ஏற்படுகிறது. குறிப்பிட்ட பகுதியில் ஏற்பட்ட பாதிப்பு உடலின் பிற பகுதிகளுக்குப் பரவா வண்ணம் நிணநீர் அங்கு குவிக்கப்படுகிறது. அதோடு இந்த நிணநீர் தான் பாதிக்கப்பட்ட தசை செல்களை சீரமைக்கவும் உதவுகிறது. வலியைப் போலவே, வீக்கத்தைக் கண்டும் நாம் பயப்பட வேண்டியதில்லை. நம் உடலை பாதிப்பிலிருந்து மீட்பதற்கான எதிர்ப்பு சக்தியின் மீட்பு நடவடிக்கைதான் இந்த வீக்கம்.

முள் குத்திய இடத்தில் வலி ஏற்பட்டு, வீக்கமும் உருவாகி விட்டது. அடுத்ததாக சீழ் பிடிக்கும். இதைத்தான் “செப்டிக்” என்று நாம் ஆங்கிலப் பெயரிட்டு அழைத்துப் பயத்தை அதிகரித்துக் கொள்கிறோம். சீழ்ப் பிடித்தல் என்பது என்ன? சீழ் என்பது நம் வெள்ளை அணுக்களால் ஏற்படுத்தப்படும் ஒரு திரவம். வெள்ளை அணுக்கள் தங்களை அழித்துக் கொண்டு சீழாக மாறுகிறது. உடலின் எதிர்ப்பு சக்தியின் மிக முக்கியமான போர் வீரர்களாக வெள்ளை அணுக்கள்தான் இருக்கின்றன என்று நாம் பள்ளிப் பாடங்களில் படித்திருப்போம். அப்படிப்பட்ட வெள்ளை அணுக்கள் ஏன் தங்களை அழித்துக் கொண்டு சீழை உருவாக்குகின்றன? நம் உடலின் எந்தப் பகுதியில் சீழ் உருவானாலும் அப்பகுதியில் இருக்கும் கழிவை அல்லது அந்நியப் பொருளை உடலுக்குள் ஊடுருவ விடாமல் வைத்து இருப்பதற்கான தற்காப்பு ஏற்பாடுதான் அது. உடலின் ஒரு பகுதியில் ஏற்பட்டிருக்கும் பாதிப்பு உள்ளே ஊடுருவி, உடலின் இயல்பான இயக்கங்களில் குறுக்கிடக்கூடாது என்பதற்காகவும், குறிப்பிட்ட அப்பொருளால் அடுத்தடுத்த பாதிப்புக்கள் தொடரக்கூடாது என்பதற்காகவுமான தடுப்பு

நடவடிக்கைதான் சீழ்ப் பிடித்தல்.

ஆக, அந்நியப் பொருளை வெளியேற்றுவதற்காக வலியும், பாதிக்கப்பட்ட தசை அணுக்களை மீட்பதற்காக வீக்கமும், பாதிப்பு பரவுவதைத் தடுக்க சீழும் நம் உடலில் உருவாகின்றன. இங்கே நோய் என்பது என்ன? முள்ளின் துகள் உள்ளே இருப்பது நோயா? அல்லது வலியும், வீக்கமும், சீழும் நோயா? நம் உடலில் கழிவுப்பொருள் இருப்பதும், தேங்குவதும்தான் நோயே தவிர, கழிவை வெளியேற்ற எதிர்ப்பு சக்தியின் நடவடிக்கைகளான வலியும், வீக்கமும், சீழ்ப்பிடிப்பதும் நோயல்ல. நாம் இவற்றைத் தான் நோய் என்று நம்பி, உடலைக் காப்பாற்றுகிறோம் என்ற எண்ணத்தில் எதிர்ப்பு சக்தியின் நடவடிக்கைகளை தடுத்து நிறுத்துகிறோம். சிறிய தொந்தரவுகளோடு சரியாகி இருக்க வேண்டிய விஷயத்தை, மிகப்பெரிய நோயாக, பிரச்சினையாக நாமே மாற்றிக் கொள்கிறோம். இதுமாதிரியான எதிர்ப்பு சக்தியின் வேலைகளை நாம் அனுமதித்துக் காத்திருந்தால் போதும். கழிவுகளை தானே உடல் வெளியேற்றும். முள்ளின் துகளையே கவனியுங்கள். மேற்குறித்தவாறு வலி, வீக்கம், சீழ் என்று ஏற்பட்ட பிறகு சீழ் தானே வெளியேறத்துவங்கும். அப்படி வெளியேறும் போது முள்ளின் துகளும், வலியும், வீக்கமும், சீழும் நீங்கும்.

இது போன்று தொந்தரவுகள் தோன்றும் சமயங்களில் அப்படியே விட்டு விட வேண்டுமா? அந்த நேரங்களில் சும்மா இருக்க வேண்டுமா? அப்படியே விட்டு விடுவது அல்லது சும்மா இருப்பது என்பதை "ஒன்றும் செய்யாமல் இருப்பது" என்ற அர்த்தத்தில் புரிந்து கொள்ள வேண்டியதில்லை. உடலின் தேவைகளை அறிந்து, உடல் கேட்கும் உதவிகளைச் செய்து கொண்டு, உடலின் எதிர்ப்பு சக்தியின் வேலைகளில் குறுக்கிடாமல் இருப்பதுதான் சும்மா இருப்பது. இவ்வாறு தொந்தரவு ஏற்படும் காலங்களிலும், வாழ்நாள் முழுவதும் எதிர்ப்பு சக்தியை ஆரோக்கியமானதாக வைத்துக் கொள்ளவுமான வழிமுறைகளை இந்நூலின் மூன்றாம் பகுதியில் பார்க்க இருக்கிறோம். இப்போது உடலின் எதிர்ப்பு

சக்தியின் வேலைகளைத் தொடர்ந்து பார்ப்போம்.

தூசி நம் கண்களில் பட்டு விடுகிறது. இப்போது உடலின் எதிர்ப்பு சக்தி என்ன செய்கிறது? தூசியை எதிர்த்து வெளியேற்ற உடனடியாக கண்களில் கண்ணீரைச் சுரக்கிறது. இந்தக் கண்ணீர் சுரப்பு எதற்காக என்று நமக்குப் புரியும். கண்களை தூசி என்னும் கழிவுப்பொருளில் இருந்து பாதுகாக்க கண்ணீர் வருகிறது. இதே போன்று நம்மால் பார்க்க முடியாத கழிவுப்பொருட்கள் கண்களில் ஊடுருவும் போதும் கண்ணீர் வரும். ஒரு நாள் இரவு முழுவதும் தூங்க முடியவில்லை. கண்களில் எரிச்சல் ஏற்படுகிறது. தூக்கத்தால் கிடைக்க வேண்டிய குளிர்ச்சி கண்களுக்குக் கிடைக்காததால் வெப்பமடைகின்றன. இப்போது கண்களின் வெப்பம் என்பதும் கழிவு தானே? இதை வெளியேற்ற கண்கள் என்ன செய்கின்றன? இப்போதும் கண்ணீர் மூலமாக வெளியேற்றும். முன்பு தூசி கண்ணில் பட்ட போது நமக்குப் புரிந்தது..கண்ணீர் எதற்கு வருகிறது என்பது. ஆனால் இப்போது காரணமே இல்லாமல் கண்ணீர் வருவதாக நாம் நினைக்கிறோம். நம்முடைய வசதிக்காக கண்களை எப்படியெல்லாம் தொந்தரவு செய்கிறோம் என்பதை மறந்து விட்டு, அதைச் சரிசெய்வதற்காக கண்ணீர் வருவதை மிகப்பெரிய தொந்தரவாக நினைக்கிறோம்.

கண்களின் அணுக்கள், நரம்புகள் ஆகியவற்றைச் சரிசெய்வதற்காக கண்கள் வெப்பமடைவதும், எரிச்சல் ஏற்படுவதும், சிவந்து விடுவதும், கண்ணீர் வருவதும், அரிப்பு ஏற்படுவதுமான தொந்தரவுகள் நம் எதிர்ப்பு சக்தியால் தோற்றுவிக்கப்படுகின்றன. அனைத்துமே நம் கண்களை குணப்படுத்தவும், பாதுகாக்கவும் தான். இயற்கையாக நாம் உடலிற்குச் செய்ய வேண்டிய கடமைகளை மறந்துவிட்டு, உடல் நமக்குச் செய்யும் கடமைகளையும் தடுக்க முயல்கிறோம்.

அதே போல எரிச்சல் என்பதைப் பார்க்கலாம். ஒருவருக்கு தலைவலி ஏற்படுகிறது. அவர் தலைவலியைப் போக்குவதற்காக ஒரு தைலத்தைத் தடவுகிறார். வலி இருந்த

பகுதியில் இப்போது எரிச்சல் ஏற்படுகிறது. எரிச்சலைக் கண்டு பயந்து மருத்துவரிடம் போகிறோமா? அப்படிப் போவதில்லை. ஏனென்றால் வலியைப் போக்குவதற்காக எரிச்சலை நாம் தான் ஏற்படுத்தினோம். இப்போது எரிச்சல் என்றால் என்ன? வலி இருக்கும் இடத்தில் நாம் ஏற்படுத்திய செயற்கையான எரிச்சல் வலியைப் போக்குகிறது. அதே நபருக்கு திடீரென்று நெற்றியில் எரிச்சல் ஏற்படுகிறது. தலைவலி இல்லாத நிலையில் இயற்கையாக எரிச்சல் ஏற்படுகிறது. இப்போது அவர் என்ன செய்வார்? எரிச்சலுக்காக மருத்துவரிடம் போவார். எரிச்சல் என்பது வலியைப் போக்குவதற்காக உடலில் ஏற்படும் மாற்றம். அப்படியானால் இப்போது ஏற்பட்டிருக்கும் எரிச்சல் நமக்குத் தெரியாத, நம்மால் உணர முடியாத வலியை நீக்குவதற்காக வந்திருக்கலாம் அல்லவா? ஆனால் நாம் அப்படிப் புரிந்துகொள்வதில்லை. இதை ஒரு புதிய தொந்தரவாகப் பார்க்கிறோம்.

முன்பு நாம் பார்த்த தூசி இப்போது மூக்கிற்குள் போகிறது. இப்போது உடலின் எதிர்ப்பு சக்தி என்ன செய்யும்? மூக்கிற்குள் அந்நியப்பொருட்கள் நுழைவதைத் தடுக்க இயற்கையாகவே ரோமங்கள் காணப்படுகின்றன. அதைத் தாண்டி தூசி நுழையும் போதுதான் எதிர்ப்பு சக்தியின் வேலை தேவையாக இருக்கிறது. இப்போது தும்மலை ஏற்படுத்துகிறது உடல். இந்தத் தும்மல் நல்லதா? கெட்டதா? சந்தேகமே யில்லாமல் நல்லதுதான். அவ்வாறு தும்மல் வரவில்லை என்றால் தூசி போன்ற உடலிற்கு ஒவ்வாத கழிவுப்பொருட்கள் மூக்கின் வழியாக உள்ளே போக வாய்ப்பு ஏற்படும்.

நமக்கு ஏற்படும் தும்மலின் வேகம் எவ்வளவு தெரியுமா? நமது விஞ்ஞானிகள் கண்டுபிடித்திருக்கிறார்கள் *180* கி.மீ வேகம் முதல் *220* கி.மீ வரை இருக்குமாம். சாதாரணமாக யோசித்துப் பாருங்கள். ஒரு வாகனத்தை இந்த வேகத்தில் ஓட்டவேண்டுமென்றால் (புல்லட் ரயிலைத் தவிர வேறு எதுவும் இந்த வேகத்தில் ஓடாது) எவ்வளவு எரிபொருள் தேவைப்படும்? அதே போலத்தான் நம் உடலிற்கு ஒரு தும்மலை ஏற்படுத்த எவ்வளவு சக்தி தேவைப்படும்?

அவ்வளவு சக்தியை வீணாக ஒரு தும்மலிற்காக உடல் செலவளிக்கிறது என்றால் அது எவ்வளவு முக்கியமான வேலையாக இருக்கும்? நாம் சாதாரண தும்மல் தானே என்று நினைக்கிறோம். அந்நியப் பொருளை உடலிற்குள் ஊடுருவ விடாமல் தடுக்கும் மிக முக்கியமான வேலைகளில் ஒன்று தும்மல். தூசி மட்டுமல்லாமல் நம் கண்களுக்குப் புலனாகாத கழிவுப்பொருட்களும் மூக்கின் வழியாக உள்ளே செல்ல வாய்ப்புண்டு. அப்போதெல்லாம் நம் எதிர்ப்பு சக்தி தும்மல் மூலமாக அதைத்தடுக்கும். காரணமில்லாமல் தும்மல் வருகிறதே என்று நாம் சலித்துக் கொள்வோம். தும்மலை நிறுத்த மருத்துவரிடம் போவோம். ஆனால் உடல் எந்த ஒரு வேலையையும் காரணமின்றிச் செய்வதில்லை.

எல்லா தடுப்பு நடவடிக்கைகளையும் மீறி, மருந்து மாத்திரைகளின் உதவியோடு தூசி மூக்கிற்குள் நுழைகிறது. மூக்கின் உட்பகுதியில் இருக்கும் "மியூகஸ் மெம்பரேன்" எனப்படும் சைனஸ் - ஈரமான சவ்வு இப்படி நுழையும் கழிவுப்பொருட்களை ஈர்த்து தன்னிடம் ஒட்ட வைத்துக் கொள்கிறது. இப்படி ஒவ்வொரு முறையும் மூக்கின் உள்ளே நுழையும் கழிவுப் பொருட்களை சைனஸ் சவ்வு தன்னிடம் வைத்துக் கொள்கிறது. நம்முடைய எதிர்ப்பு சக்தி ஆரோக்கியமாக இருக்கும் சூழலில், உள்ளே சேமித்து வைக்கப் பட்டிருக்கும் கழிவுகளை தும்மல் மூலம் வெளியேற்றத் துவங்குகிறது. இப்போது ஏற்படும் தும்மல் என்பது உள்ளேயிருக்கும் கழிவுகளை வெளியே தூக்கிஎறிவதற்காக ஏற்படுவது. இதை அனுமதிப்பது நல்லதா? அல்லது வெளியேற்றப்படுகிற கழிவுகளை உடலுக்குள்ளேயே பத்திரமாக வைத்துக் கொள்வது நல்லதா? தும்மல் தொடர்ந்து ஏற்படுகிற போது நாம் பயந்துபோய் அதை நிறுத்த ஏற்பாடு செய்கிறோம். ஆனால் உடலின் எதிர்ப்பு சக்தியால் நடத்தப்படுகிற முக்கியமான வேலை என்பதை நாம் மறந்து விடுகிறோம். தும்மல் என்பது வெளியே இருந்து மூக்கிற்குள் நுழைய முயலும் கழிவுப் பொருட்களை எதிர்க்கவும், உள்ளே தேங்கிய கழிவுகளை வெளியேற்றவும் உடலால் நடத்தப்படுகிற எதிர்ப்பு இயக்கம் என்பதை நாம்

புரிந்துகொள்ள வேண்டும்.

நம் உதவியோடு ரோமங்களைக் கடந்து, சைனசைக் கடந்து மூக்கின் உள்ளே நுழையும் தூசி நேரடியாக நுரையீரலுக்குச் செல்கிறது. நாம் ஏற்கனவே பார்த்திருக்கிறோம் உடலின் வெள்ளை அணுக்கள் சீழாக மாறுகின்றன என்று. சீழ் என்பதும் சளி என்பதும் அடிப்படையில் ஒரே தன்மையுடைய பொருட்கள்தான். நுரையீரலுக்குள் நுழைந்த அந்நியப்பொருளான தூசியை எதிர்ப்பு சக்தி சளியைச் சுரந்து தடுக்கிறது. சளியால் சூழப்பட்ட தூசி குறிப்பிட்ட இடத்திலேயே அடைத்து வைக்கப்படுகிறது. இங்கு சளி எதற்காகச் சுரந்தது என்பதை நாம் புரிந்து கொள்ள வேண்டும். உடலின் உள்ளே நுழையும் கழிவுப்பொருட்களை சூழ்ந்து, அடைத்து வைப்பதற்காக சளி சுரக்கிறது. இவ்வாறு உருவான சளி நுரையீரலில் தங்குகிறது. இந்தச் சளியை, அதிலுள்ள கழிவுப்பொருளோடு நுரையீரலை விட்டு வெளியேற்ற முயல்கிறது உடல். இப்போதுதான் எதிர்ப்பு சக்தியால் இருமல் தோற்றுவிக்கப்படுகிறது. இருமல் மூலம் நுரையீரலில் இருக்கும் சளி வெளியேற்றப்படுகிறது. இப்போது சொல்லுங்கள் இருமல் நல்லதா? கெட்டதா? நல்லதுதான். ஆனால் இப்படியே இருமிக் கொண்டிருந்தால் எப்போது சரியாகும்? என்ற கேள்வி நமக்குத் தோன்றும்.

இருமல் ஏன் ஏற்பட்டது? நுரையீரலில் இருக்கும் சளியை வெளியேற்றுவதற்காக. அப்படியானால் இருமல் எப்போது நிற்கும்? சளி வெளியேற்றப்பட்ட பிறகு. சளி முழுமையாக வெளியேறும் வரை இருமல் இருக்கத்தான் செய்யும். எத்தனை நாளில் சளி வெளியேறும் என்பது உள்ளே எவ்வளவு சளி இருக்கிறது என்பதைப் பொறுத்து மாறுபடும். உதாரணமாக, உங்கள் ஏ.டி.எம்.கார்டில் எவ்வளவு பணம் எடுக்க முடியும்? என்று உங்களிடம் கேட்டால் என்ன சொல்வீர்கள்? வங்கிக் கணக்கில் எவ்வளவு பணம் இருக்கிறதோ அவ்வளவு பணத்தை கார்டு மூலமாக எடுத்துக் கொள்ளலாம். எப்படி உங்கள் ஏ.டி.எம். கார்டில் எவ்வளவு பணம் எடுக்கலாம் என்பதை இன்னொரு நபர் சொல்ல முடியாதோ அதே போலத்தான் உங்கள் உடலில் இருக்கும் சளி எவ்வளவு என்பதையும், அது

எப்போது வெளியேறும் என்பதையும் இன்னொருவர் சொல்ல முடியாது. சரி, உங்கள் நுரையீரலில் இருக்கும் சளி எவ்வளவு என்பது உங்களுக்காவது தெரியுமா? உங்களுக்கே தெரியாத உங்களுடைய சளி சேமிப்பை இன்னொருவர் நிச்சயமாகச் சொல்ல முடியாது.

நம் எதிர்ப்பு சக்தி வேறென்ன வேலைகளைச் செய்கிறது? நாம் உண்ணும் உணவுப் பொருள் மோசமானதாக இருக்கும் போதோ அல்லது, அதனை செரிக்க முடியாத உடல் நிலை இருக்கும் போதோ நமக்கு குமட்டல் ஏற்படுகிறது. குமட்டல் என்பது நம் செரிமான மண்டலம் இந்த உணவைச் செரிக்க தயாராக இல்லை என்பதை நமக்கு விளக்குகிறது. இந்த எச்சரிக்கையை மீறி நாம் சாப்பிடும் போது வாந்தி வருகிறது. செரிக்க முடியாத உணவுகளை வெளியேற்றுவதற்காக உடல் வாந்தியை ஏற்படுத்துகிறது. குமட்டல் ஏற்படும் போதே நாம் உணவை தவிர்த்திருந்தால் வாந்தி வந்திருக்காது. அதே போல, நாம் சாப்பிட்ட பிறகு உடலில் ஏற்பட்ட மாற்றங்களால் உணவை செரிக்க முடியாத நிலை ஏற்படுகிற போதும் வாந்தி மூலம் உணவு வெளியேற்றப்படுகிறது. ஆக, வாந்தி, குமட்டல் என்பதும் எதிர்ப்பு சக்தியின் வேலைகள் தான். இதையும் மீறி செயற்கையான முறையில் வலுக்கட்டாயமாக நாம் சாப்பிடுவோமானால் என்ன நடக்கும்?

இரைப்பை வரை உள்ள கழிவுகளை வாந்தியாகவும், இரைப்பைக்குக் கீழேயுள்ள கழிவுகளை பேதியாகவும் நம் உடல் வெளியேற்றும். பேதியில் வெளியேற்றப்படும் பொருள் உணவுப்பொருளா? கழிவுப்பொருளா? உடல் வெளியேற்றும் ஒவ்வொரு பொருளும் கழிவுப் பொருள்தான். இப்படி பேதியில் வெளியேற்றப் படவேண்டிய கழிவுகள் உடலிலேயே, நம் குடலிலேயே தங்குமானால் என்ன ஆகும்? சில நேரங்களில் கழிவுகள் மோசமானதாக இருக்கும் போது பேதி நம் தோலில் பட்ட இடத்திலெல்லாம் புண்கள் வருவதுண்டு. கவனித்திருக்கிறீர்களா? இவ்வளவு மோசமான ரசாயனத் தன்மை கொண்ட கழிவுகளை உடல் வெளியேற்றுவது நல்லதா? கெட்டதா? உடலில் ஏற்படும் ஒவ்வொரு நல்ல விளைவையும் நாம் உடலுக்கு

எதிரானதாகவே புரிந்து கொள்கிறோம். இப்படி ஏற்படும் பேதியும் எதிர்ப்பு சக்தியின் நடவடிக்கைதான்.

அடுத்ததாக காய்ச்சல். காய்ச்சல் என்பது நம் எதிர்ப்பு சக்தியின் உச்ச கட்ட வேலை என்பதையே அறிவியல் கூறுகிறது. உடலில் எங்காவது தேவையற்ற கழிவுகள் தேங்கியிருக்கும் போது அதை வெளியேற்றுவதற்காக காய்ச்சல் உடலால் ஏற்படுத்தப்படுகிறது. உதாரணமாக, நம் குழந்தைக்கு சளி இருக்கிறது. ஏதோ ஒரு காரணத்தால் குழந்தையின் நுரையீரலில் சளி உருவாகியிருக்கிறது. இருமல் மூலமும், மலம் மூலமும் சளி வெளியேறும். சளி இன்னும் கூடுதலாக இருந்தால் காய்ச்சல் வரும். குழந்தைக்குக் காய்ச்சல் வரும்போது முதல் நிலையில் நெஞ்சுப் பகுதியில் மட்டும் வெப்பம் இருக்கும். பின்பு உடல் முழுவதும் வெப்பம் பரவி முழு காய்ச்சலாக மாறும். நெஞ்சுப் பகுதியில் மட்டும் வெப்பம் துவங்குகிறது என்றால் அங்கிருக்கிற கழிவுகள் வெளியேறுவதற்காக இந்தக் காய்ச்சல் வந்திருக்கிறது என்று அர்த்தம்.

நாம் நீண்ட நேரம் நின்று கொண்டும், நடந்து கொண்டும் ஒரு வேலை செய்வதாக வைத்துக் கொள்வோம். நம்முடைய கால்கள் சோர்வடைகின்றன. பின்பு, நாம் ஓய்வெடுக்கும் போது கால்களில் ஒரு வெப்பம் பரவுவதை உணர முடியும். இது கால்களுக்கான காய்ச்சல். நம்முடைய சோர்வை நீக்கி, தசை செல்களில் புத்துணர்வு அளிப்பதற்காக ஏற்பட்ட காய்ச்சல். ஆக, காய்ச்சல் என்பது உடலின் கழிவு வெளியேற்றத் திற்கும், சோர்வு நீக்கத்திற்கும் எதிர்ப்பு சக்தி ஏற்படுத்தும் இயக்கம்தான். இப்படி காய்ச்சல் ஏற்படும் போது முழு ஓய்வளித்து, காய்ச்சலை செயல்பட அனுமதிப்போமானால் உடல் கழிவுகளை நீக்கிக் கொண்டு புத்துணர்ச்சி பெறும். ஆனால் நாம் காய்ச்சல்களைக் கண்டு பயப்படுகிறோம். அதனை உடனடியாக விரட்டி, எதிர்ப்பு சக்தியின் வேலையை நிறுத்தி விடுகிறோம். கழிவுகளை வாழ்நாள் முழுவதும் சேமிக்கிறோம்.

இப்போது சொல்லப்படும் டெங்கு காய்ச்சல் என்பதும்,

முன்பு பலபெயர்களில் அழைக்கப்பட்ட எல்லா காய்ச்சல் களுமே நம் எதிர்ப்பு சக்தியால் உடலைப் பாதுகாக்க ஏற்படுத்தப்படுவதுதான். டெங்கு காய்ச்சலுக்குக் காரணமாகச் சொல்லப்படும் ஆர்போ வைரஸ் உடலின் எதிர்ப்பு சக்தியால் பராமரிக்கப்படுகிறது. தேங்கியிருக்கும் கழிவுகளால் பாதிப்பு ஏற்படாமல் இருப்பதற்காக நம் உடல் இண்டர்பெரோன் என்ற புரதத்தைச் சுரக்கிறது. இந்தப் புரதம் சுரக்க வேண்டுமென்றால் காய்ச்சலுடைய வெப்ப நிலை தேவை. எனவே, உடலைப் பாதுகாப்பதற்காக நம் எதிர்ப்புசக்தி காய்ச்சலை ஏற்படுத்து கிறது. இந்தக் காய்ச்சலை நாம் டெங்குக் காய்ச்சல் என்று பெயரிடுகிறோம்.

உடலின் எதிர்ப்பு சக்தி ஏற்படுத்தும் கழிவு வெளியேற்ற வேலைகளை நாம் முழுமையாக அனுமதிப்போமானால் ஆரோக்கியமான உடல் நிலையை நம்மால் ஏற்படுத்திக் கொள்ள முடியும்.

ஆனால் உடலின் இயல்பை புரிந்துகொள்ளாதவர்களாக இருக்கிறோம். நம் வீட்டில் சிறு குழந்தைகளுக்கு பல் முளைக்கும் போது வயிற்றுப் போக்கு ஏற்படுவதைப் பார்த்திருப்போம். குழந்தை முதன் முதலில் குப்புற விழும்போதும், தவழத் துவங்கும் போதும், நடக்க முயலும் போதும் இப்படி வயிற்றுப் போக்கு, வாந்தி, செரிமானக் கோளாறுகள் மற்றும் காய்ச்சல் ஏற்படுகிறது. இவ்வாறு ஏற்படும் தொந்தரவுகளை கிராமத்து மக்களும், வீட்டிலுள்ள பெரியவர்களும் 'வளர்ச்சி' என்று குறிப்பிடுவார்கள். குழந்தை வளர்ச்சியடையும் ஒவ்வொரு நிலையிலும் இவ்வாறு உடல் மாற்றங்கள் ஏற்படுவது அவசியம். உடலின் உள்ளுறுப்புக்கள் அடுத்த கட்ட வளர்ச்சியை அடையும் போது, உடலில் உள்ள கழிவுகள் வெளியேற்றப்பட்டு உறுப்புக்கள் பலமடையும். இதைத்தான் நம் பாட்டிமார்களும், தாத்தாமார்களும் அறிந்திருந்தார்கள். ஆனால் நம் நவீன கால வளர்ச்சியில் வீடு பெரியவர்களை இழந்தது போலவே, நாமும் இயற்கை குறித்த மாற்றங்களையும் அதன் அடிப்படைகளையும் இழந்திருக் கிறோம்.

இது நம் வாழ்வின் வளர்ச்சி அல்ல; வீக்கம். வளர்ச்சி என்பது வாழ்வின் பன்முகத் தன்மையிலும் சீரான மாற்றமாக அமையவேண்டும். ஒரு புறம் மட்டுமே வளர்ந்து கொண்டிருக்கிறது. மற்ற பகுதிகளில் மோசமாகிக் கொண்டும், இழப்புகளைச் சந்தித்துக் கொண்டும் இருக்கிறது என்றால் இது வீக்கம் தானே?

நாம் இதுவரை பார்த்த வலி, வீக்கம், சீழ்ப் பிடித்தல், கண்ணீர் வடிதல், எரிச்சல், தும்மல், இருமல், குமட்டல், வாந்தி, வயிற்றுப்போக்கு, காய்ச்சல் என அனைத்தும் நம் உடலின் எதிர்ப்பு சக்தி என்னும் மருத்துவரின் வேலைதான். ஒரு செல்லில் இருந்து முழு உடலாக நம்மை உயிர்ப்பித்து, உடலின் இயல்பான இயக்கங்களுக்குப் பொறுப்பேற்று, கழிவுகளையும் நீக்கும் எதிர்ப்பு சக்திதான் நம் உடலின் அடிப்படை.

திடீரென்று நமக்கு ஏற்படும் காயங்களை குணப்படுத்துவது யார்? மருந்துகள் எதுவும் போடாமல் காயங்கள் குணமாவதை நீங்கள் பார்த்ததில்லையா? உடலில் இருந்து காயங்கள் மூலம் வெளியேறும் ரத்தம் உறைந்து போவதை நீங்கள் பார்த்திருக்கிறீர்களா? இந்த ரத்த உறைவை ஏற்படுத்தி, நம் ரத்த இழப்பை தடுத்தது யார்? நம் உடலில் கட்டிகள் ஏற்படுவதையும், படிப்படியாக அது பழுத்து உடைவதையும் நாம் பார்த்திருக்கிறோம். இந்த குணமாக்கும் வேலைகளை எல்லாம் யார் செய்வது? நம் உடலுக்குள் இருக்கும் எதிர்ப்பு சக்தி என்னும் மருத்துவர்தான் நாம் ஆரோக்கியமாக இருப்பதற்கான எல்லா வேலைகளையும் செய்கிறார். ஒவ்வொரு விநாடியும் நம் உடல்நலத்திற்காக உழைக்கிற ஒருவர் உண்டென்றால் அது நமது மருத்துவர்தான். இப்படி ஒவ்வொரு நபருக்குள்ளும் ஒரு மருத்துவர் இருக்கிறார். அவர் இருப்பதை நாம் உணர்ந்தால் மருத்துவமற்ற, மருந்துகளற்ற ஆரோக்கிய வாழ்வு சாத்தியமாகும்.

நம்முடைய மருத்துவர் முழு பலத்தோடு இயங்க நாம் என்ன விதமான உதவிகள் செய்யலாம்? நாம் செய்ய வேண்டிய முதல் உதவியே அவருடைய இயக்கத்தில் குறுக்கிடாமல்

இருப்பதுதான். எதிர்ப்பு சக்தி முழு வீச்சில் வேலை செய்து கொண்டிருக்கும் போது அதை தடுத்து நிறுத்துவதுதான் நாம் செய்யும் மிக முக்கியமான இடையூறு ஆகும். நம் உடலில் ஏற்படும் தொந்தரவுகள் அனைத்தும் நாம் உருவாக்கிக் கொண்ட கழிவுகளை வெளியேற்றுவதற்காகவும், நம் உடல் புத்துணர்வு பெற வேண்டும் என்பதற்காகத்தான் என்பதை உணர்ந்து ஓய்வு எடுத்துக் கொள்ள வேண்டும். அவ்வாறு எதிர்ப்பு சக்தி நம் உடலின் குப்பைகளை நீக்கிக் கொண்டிருக்கும் போது நாம் புதிய குப்பைகளை போட்டுக் கொண்டிருக்கக் கூடாது. உடல் அறிவிக்கும் தேவைகளை அறிந்து, அவற்றைப் பின்பற்றினால் போதும். உடலில் தேங்கும் தன்மையுள்ள கழிவுகள் உருவாவதைத் தவிர்க்கலாம்.

உடல் அறிவிக்கும் தேவைகள் என்பது என்னென்ன? நம்முடைய எதிர்ப்பு சக்தி என்னும் மருத்துவரை முழு பலத்தோடு வைத்துக் கொள்ள என்ன செய்ய வேண்டும் என்பதை அடுத்த அத்தியாயத்தில் பார்க்கலாம்.

∎

"மருந்தென வேண்டாவாம் யாக்கைக்கு அருந்தியது
அற்றது போற்றி உணின்" - திருவள்ளுவர்

எனக்குள் இருக்கும் மருத்துவரை
முழு பலத்தோடு வைத்துக்
கொள்வது எவ்வாறு?

3

நம்முடைய உடலின் எல்லா விதமான பணிகளிலும் நாம் உதவி செய்துவிட முடியாது. உடல் கேட்கும் போது மட்டும்தான் நம்மால் துணை நிற்க முடியும். அப்படி உடல் என்னதான் கேட்கிறது?

நாம் எல்லோரும் காலம் காலமாக அறிந்த, இப்போது வெறும் வார்த்தையாக மட்டுமே வாழ்ந்து கொண்டிருக்கும் அடிப்படை பழக்கங்கள்தான் உடலின் தேவைகள் ஆகும். உடல் தன் தேவைகளை நமக்கு அறிவிக்கிறது. அப்போது உடலின் தேவைகளை நாம் அளித்தால் போதும்.

உடலின் அடிப்படைத் தேவைகளை நான்காகப் பிரிக்கலாம்.

- பசி
- தூக்கம்
- தாகம்
- ஓய்வு

... மேற்கண்ட அடிப்படைத் தேவைகளை நாம் முறையோடு நிறைவேற்றினால் போதும். இவற்றை முறையாக நிறைவேற்றுவது எவ்வாறு என்பதை இப்பகுதியில்

பார்க்கலாம்.

பசி என்ற விஷயத்தை எடுத்துக் கொண்டால் அதில் நான்கு கேள்விகள் நம்முன் நிற்கின்றன.

- எப்போது சாப்பிட வேண்டும்?
- எதைச் சாப்பிட வேண்டும்?
- எவ்வளவு சாப்பிட வேண்டும்?
- எப்படிச் சாப்பிட வேண்டும்?

இக்கேள்விகளுக்கான விடைகள் அனைத்துமே நமக்கு ஏற்கனவே தெரியும். ஆனாலும் நாம் பின்பற்றுவதில்லை. ஒவ்வொரு கேள்விக்கான பதிலையும் ஆராய்வோம்.

நாம் ஏன் சாப்பிட வேண்டும்? என்ற கேள்வியை முதலில் நம்மை நாமே கேட்டுக் கொள்வோம். இந்த உடல் சக்தியோடு, ஆரோக்கியமாக இருப்பதற்காகத் தான் நாம் சாப்பிடுகிறோம். ஆக, உடலிற்காகத்தான் சாப்பிடுகிறோம். அப்படியானால் உடல் கேட்கிற போது கொடுக்க வேண்டுமா? அல்லது நாம் நினைக்கும் போதெல்லாம் கொடுக்கலாமா? உடலுக்காக நாம் சாப்பிடுவது உண்மையானால் உடல் கேட்கிற போது கொடுப்பதுதானே நியாயம்? நம்முடைய உடல் உணவைக் கேட்கிறதா இல்லையா? என்பதையும், உடல் வேறு வேலையில் ஈடுபட்டிருக்கிறதா? என்பதையும் அறியாமல் நாம் உடலுக்குக் கொடுக்கும் உணவுகள் நிச்சயமாக சக்தியைத் தராது. மாறாக, உடலின் உள்ளுறுப்புக்களில் கழிவுகள் பெருக வழி செய்யும்.

நாம் அணிந்திருக்கிற கைக்கடிகாரம் தனக்கான சக்தியை பேட்டரியில் (செல்லில்) இருந்து பெற்றுக்கொள்கிறது. ஒருநாள் கைக்கடிகாரம் நிற்கிற போதுதான் நாம் காலியான பேட்டரியை அகற்றி விட்டு புதிய சக்தியுள்ள பேட்டரியைப் பொருத்துகிறோம். நல்ல நிலையில் கடிகாரம் ஓடிக் கொண்டிருக்கும் போதே நமக்கு நேரம் இருக்கிறது என்பதற்காக, கூடுதலாக ஒரு பேட்டரியை கடிகாரத்தில்

பொருத்த முயன்றால் கடிகாரம் என்ன ஆகும்? இன்னும் கூடுதலான சக்தி சேமிப்பில் இருக்கட்டும் என்று நினைத்து நான்கு, ஐந்து பேட்டரிகளை கடிகாரத்திற்குள் பொருத்த முடியுமா? முடியாது என்பதை நாம் அறிவோம். எனவே இப்படி பொருத்த முயல்வதில்லை.

ஒரு சாதாரணக் கருவியான கைக்கடிகாரத்திற்குக் கூட அது கேட்கும் போதுதான் சக்தியைத் தர முடிகிறது. கூடுதலாகக் கொடுக்க முடிவதில்லை. ஆனால், நம் உடலின் ஒவ்வொரு உயிரணுவும் தன்னிகரில்லாத அற்புதம். அதை உலகின் எந்தக் கருவியோடும் ஒப்பிட முடியாது. அப்படிப்பட்ட உயிரணுக்கள் கோடிக்கணக்கில் இணைந்து உருவான நம் உடலை நாம் எப்படி அணுகுகிறோம்? நமக்கு நேரம் கிடைக்கிற போது சாப்பிடுவது. உடல் கேட்கிற போது சாப்பிடுவதில்லை. உடலின் அனைத்துவிதமான இயக்கங்களின் அடிப்படை ஆதாரமே பசி தான். பசித்து நாம் உண்ணும் உணவைச் செரித்துத் தான் முழு உடலின் ஆரோக்கியமும் நிலைப்படுத்தப்படுகின்றது.

சாப்பிடுவது என்பதை ஒரு கட்டாயக் கடமையாகச் செய்யக்கூடாது என்பதற்காகத்தான் நம் உடல் சுவையுணர்வை அளித்திருக்கிறது. சுவைக்காகவாவது நாம் சாப்பிடுவோ மல்லவா? பசி என்பது உடலின் சக்தித் தேவையை அறிவிக்கிறது. உணவைச் செரித்து உடலுக்குச் சக்தியளிக்க உள்ளுறுப்புக்கள் தயார் என்பதை பசி நமக்கு அறிவிக்கிறது. ஆனால் நாம் என்ன செய்கிறோம்? பசிக்கிற போது சாப்பிடுவதில்லை. குறிப்பிட்ட நேரத்தில் உணவு கிடைக்காத போது உடல் உள்ளுறுப்புக்களைப் பராமரிக்கிற வேலைகளைச் செய்வதற்காக போய்விடுகிறது. நமக்கு நேரம் கிடைக்கிறது என்பதற்காக பசி இல்லாத போது நாம் சாப்பிடுகிறோம். பசியிருக்கும் போது சாப்பிடாவிட்டாலும் பரவாயில்லை. ஆனால், பசியில்லாத போது சாப்பிடுவது உடலில் கழிவுகள் தேங்க வழிவகுக்கும். சரி ..பசி போய்விட்டது. இனி எப்போது சாப்பிடலாம்? அடுத்த முறை பசி வரும் போதுதான் நாம் சாப்பிட வேண்டும்.

வயிறு காலியாக இருந்தால், நேரத்திற்குச் சாப்பிடாவிட்டால் "அல்சர்" வரும் என்று கூறுகிறார்களே? என்று நமக்கு கேள்வி உருவாகும். இரைப்பையில் புண் பசித்துச் சாப்பிடாததால் ஏற்படுவதல்ல. மாறாக, தேவைக்கு அதிகமாக, உடல் கேட்காத போது சாப்பிடுவதால் ஏற்படுவது. பசிக்கும் போது இரைப்பையில் அமிலங்கள் தயாராக இருக்கும். அப்போது நாம் சாப்பிடாவிட்டால் அந்த அமிலங்கள் அங்கேயே இருக்கும். அவை இரைப்பையை ஓட்டை போட்டு விடாது. ஏனென்றால் அந்த அமிலங்களைத் தயாரிப்பதே இரைப்பைதானே? இரைப்பையின் சுவர்களை ஓட்டை போடும் அளவிற்கு நம் செரிமான மண்டலத்தில் எந்த ஒரு அமிலமுமே இயற்கையில் இல்லை. நம் உடலில் கழிவுகள் தேங்கும் போது அதிலிருந்து சுரக்கும் அமிலங்கள்தான் இரைப்பைச் சுவர்களை அரிக்கும் தன்மையுடையது.

நாம் சாப்பிடுவதற்காக தட்டு நிறைய சாப்பாட்டை வைத்திருக்கிறோம். சாப்பிட்டுக் கொண்டிருக்கும் போது பசி தீர்ந்து, வயிறு நிறைந்த உணர்வு ஏற்படுகிறது. இப்போது சாப்பிடுவதை நிறுத்திக் கொள்ள வேண்டிய நேரமாகும். தட்டில் நிறைய சோறு மிச்சமிருந்தாலும், உடல் போதும் என்று சொல்கிற போது நிறுத்திக் கொள்ளத்தானே வேண்டும்? ஏனென்றால் உடலிற்காகத்தானே சாப்பிடுகிறோம். அப்படி நிறுத்திக் கொண்டால் மிஞ்சிய சோற்றை குப்பைத் தொட்டியில் போடுகிறோம். அவ்வாறு நிறுத்திக் கொள்ளா விட்டால் குப்பைத் தொட்டியில் போட வேண்டிய சோற்றை இரைப்பையில் போடுகிறோம். இப்போது இரைப்பை குப்பைத் தொட்டியாக மாறுகிறது. சாதாரணச் சோறுதானே கொஞ்சம் கூடுதலாக உள்ளே போய்விட்டால் என்ன? இப்படி பயமுறுத்துகிறீர்களே? என்று தோன்றுகிறதா? நாம் ஒரு நாள், இரண்டு நாள் இப்படிச் செய்யவில்லை. எப்போதுமே பசியை விட அதிகமாகவோ, பசியற்ற நிலையிலோ சாப்பிடுகிறோம்.

ஒரு தட்டில் நீங்கள் வழக்கமாகச் சாப்பிடும் சாதாரண சோற்றை பிசைந்து வைத்துவிடுங்கள். மூன்று, நான்கு நாட்களில் அது என்னாகும்? முதலில் பிசு பிசுப்பாக மாறி,

குழைந்து போகும். அப்புறம் நாற்றமெடுக்கத் துவங்கும். இதே நிலையில் நீண்ட நாட்களுக்கு விட்டு விட்டால் என்ன ஆகும்? கழிவாக மாறிய உணவிலிருந்து உருவாகும் அரிக்கும் தன்மை கொண்ட அமிலம் சாப்பாடு வைத்திருந்த உலோகத் தட்டையே ஓட்டையாக்கி விடும். நம்முடைய குடலும், இரைப்பையும் இரும்பினால் ஆகியிருந்தால் கூட நாம் உள்ளே அனுப்பும் கழிவுகளில் ஓட்டை விழுந்திருக்கும். ஆனால் நம்முடைய உள்ளுறுப்புகள் மிகவும் மென்மையான திசுக்களால் ஆனவை. அளவுக்கு மீறி நாம் உடலுக்குள் தள்ளும் கழிவுகளைத் தாங்குமா? சாதாரணச் சோறுதான். அது உள்ளே போய் என்னவாக மாறுகிறது என்பது நாம் எப்போது சாப்பிடுகிறோம், எவ்வளவு சாப்பிடுகிறோம் என்பதைப் பொறுத்தது.

எப்போது சாப்பிட வேண்டும் என்ற கேள்விக்கு நம் முன்னோர்கள் பதில் தருகிறார்கள் "பசித்துப் புசி" என்று. பசியை உணர்ந்து, உடல் கேட்கிற போது உணவு கொடுப்பதுதான் நம் உள்ளே இருக்கும் மருத்துவரை முழு பலத்தோடு வைத்துக் கொள்வதன் முதல் படி. பசியை முழுமையாக உணர டீ, காபி, பால் போன்றவற்றைத் தவிர்த்து விடுவது நல்லது. சுறு சுறுப்பிற்காக டீ அல்லது காபி தேவைப்படுகிறது என்று நீங்கள் கருதினால் பால் சேர்க்காத டீ, காபியை பயன்படுத்தலாம். பால் - மந்தம் தருகிற, செரிக்க முடியாத உணவாக இருக்கிறது. பாலைத் தவிர்ப்பது பசியை உணர உதவும்.

அடுத்த கேள்வி. எதைச் சாப்பிட வேண்டும்? என்பது. இது சைவமா? அசைவமா? என்ற உணவின் பயன்பாட்டுப் பிரிவுகள் குறித்த கேள்வியில்லை. சைவமும், அசைவமும் தேவைக்கு எடுத்துக் கொள்வது உடல் நலத்தைத் தரும். இரண்டுமே நல்ல உணவுகள் தான்.

நாம் எந்த விதமான உணவுப்பொருளைச் சாப்பிட வேண்டும் என்று முடிவு செய்வது என்பது இந்த உணவை நாம் எதற்காகச் சாப்பிடுகிறோம் என்பதில் இருந்து வருகிறது. நாம் உணவுகளை அதிலுள்ள சத்துப் பொருட்களுக்காகச்

சாப்பிடுகிறோமா? அரிசியில் கார்போ ஹைட்ரேட்டும், பருப்பில் புரதமும், பாலில் கால்சியமும், பேரீச்சையில் இரும்புச் சத்தும் இருக்கிறது என்பதற்காக நாம் உணவுகளைச் சாப்பிடுகிறோமா? அப்படித் தான் நம்மில் பெரும்பாலோர் நம்பிக் கொண்டிருக்கிறோம். மேலே நாம் குறிப்பிட்ட சத்துக்கள் உணவில் உள்ளன. ஆனால் அவை மட்டுமே இல்லை. இன்றைய கருவிகளுக்கு அப்பாற்பட்ட ஏராளமான பொருட்கள் உணவில் உள்ளன. அவற்றுக்காகத்தான் நாம் சாப்பிடுகிறோம்.

நாம் ரசாயனச் சத்துக்களுக்காக உணவுகளைச் சாப்பிடுவதில்லை என்பதை நிரூபிக்க முடியுமா? நிச்சயமாக. நாம் தினசரி சாப்பிடும் உணவில் இருந்து நம் உடல் எடுத்துக் கொள்ளும் ரசாயனச் சத்துக்களின் பட்டியல் நம்மிடம் இருக்கிறது. அதாவது, ஒரு சராசரி மனிதனின் உடலுக்குத் தேவையான அவசியமான ரசாயனச் சத்துக்களின் பட்டியல் நமக்குத் தெரியும். அந்தப் பட்டியல் என்ன கூறுகிறது?

கால்சியம் 200 மி.கி.

குரோமியம் 120 மி.கி.

மாங்கனிஸ் 2 மி.கி.

போலிக் அமிலம் 400 மி.கி.

அயர்ன் 7 மி.கி

பாஸ்பரஸ் 45 மி.கி

ஜிங்க் 70 மி.கி.

விட்டமின்களில் 2 மி.கி. முதல் தனித்தனியான அளவுகளில்...இன்னும் பல சத்துக்கள் நம் உணவில் தினசரி இருந்தே ஆக வேண்டும் என்று மருத்துவர்கள் கூறுகிறார்கள். நாம் இதுமாதிரியான ரசாயனச் சத்துக்களாகத் தான் உணவுகளைச் சாப்பிடுகிறோமாம்.

இப்போது மேற்கண்ட ரசாயனங்களின் பட்டியலைக் கொண்டு ஒவ்வொரு சத்தையும் தனித்தனியாக செயற்கை

ரசாயனமாக மருந்துக் கடைகளில் இருந்து பெற்றுக் கொள்கிறோம். எல்லா சத்துக்களும்தான் இப்போது பாக்கெட்டுகளிலும், மாத்திரைகளிலும் கிடைக்கிறதே? அப்படி வாங்கி தினமும் காலையில் ஒரே முறையில் சாப்பிட்டு விடுகிறோம் என்று வைத்துக் கொள்ளலாம். அப்படி சாப்பிட்டு விட்டால் அன்று முழுவதும் உடலுக்குத் தேவையான சத்துக்கள் அளிக்கப்பட்டு விடும். இப்படி தினமும் சத்துக்களை மட்டும் உண்டு வந்தால் ஆரோக்கியத்தோடு இருக்க முடியுமா? இப்படி உணவு எதுவும் உண்ணாமல் சத்துக்களை மட்டும் சாப்பிடுபவர்களை எங்காவது நீங்கள் கேள்விப்பட்டிருக்கிறீர்களா? நாம் உணவுகளை உண்ணுவது இந்தச் சத்துக்களுக்காகத்தான் என்றால், தனியாக சத்துக்கள் கிடைக்கும் போது உணவுகள் எதற்கு தேவைப்படுகின்றன? எல்லா விளைநிலங்களையும் பிளாட்டுகளாக மாற்றி விட்டு, உணவிற்குப் பதிலாக ரசாயனங்களைத் தின்று வாழ்ந்து விடலாம் அல்லவா? நம் அனைவருக்கும் தெரியும் ..இது சாத்தியமில்லை என்று. அப்படியானால் நம் உணவுகளை உண்பது வெறும் ரசாயனச் சத்துக்களுக்காக மட்டுமில்லை. அதையும் தாண்டிய கண்ணுக்குப் புலப்படாத ஆற்றல் அவ்வுணவுகளில் இருக்கிறது.

இப்போது சொல்லுங்கள். இந்த ரசாயனச் சத்துக்கள் இருக்கும் உணவுகளைத் தேடித் தேடி நாம் சாப்பிட வேண்டிய அவசியம் இருக்கிறதா? அல்லது உணவுகளில் இருக்கும் உயிர்ச் சத்து உடலுக்குத் தேவையான சக்தியை வழங்குமா? இரண்டில் எது சரியானது?

இன்னொரு உதாரணம். நாம் தாகத்திற்குப் பயன்படுத்தும் தண்ணீரில் என்ன சத்து இருக்கிறது? அதில் ரசாயனச் சத்துக்களும் இல்லை. உடலுக்குப் பலம் தரும் சக்தியும் இல்லை.. என்று கூறுகிறார்கள் மருத்துவர்கள். ஜீரோ கலோரி உணவு என்றுதான் தண்ணீர் அழைக்கப்படுகிறது. தண்ணீரில் சக்தி இருக்கிறதா? இல்லையா? என்பதை சிறு பரிசோதனை மூலம் நம்மால் அறிந்துவிட முடியும். இரண்டு நாட்களுக்கு முழு பட்டினி (விரதம்) இருங்கள். உணவும்,

தண்ணீரும் அருந்தாமல் இருக்கும் முழு விரதம் முடியும் நிலையில் நம் கண்கள் பஞ்சடைப்பதை உணரமுடியும். காதுகள் சப்தத்தை உணர முடியாமல் திணறுவதையும் நம்மால் அறிய முடியும். இப்போது மண்பானைத் தண்ணீரில் ஒரு டம்ளரை மிடக்கு, மிடக்காகக் குடியுங்கள். உடலில் என்ன நிகழ்கிறது? பஞ்சடைத்த கண்களும், சப்தத்தைக் கேட்க முடியாமல் திணறிய காதுகளும், சோர்வடைந்திருந்த உடலும் புத்துணர்ச்சி அடைவதை உணர முடியும். சில துளித் தண்ணீரில் இருக்கும் இந்த சக்தியை நம்மால் பரிசோதித்து அறிய முடியும். ஆனால், கருவிகளின் குருட்டுக் கண்களுக்கு தண்ணீரின் சக்தி இன்னும் தெரியவில்லை.

நாம் சாப்பிடுவது என்பது உணவில் இருக்கும் ரசாயனச் சத்துக்களுக்காக அல்ல. அதிலிருக்கும் உயிர்ச் சக்திக்காக. எனவே, இந்த உணவுகளில் இந்த இந்த சத்து இருக்கிறது என்று வகை பிரித்துச் சாப்பிட வேண்டிய அவசியமில்லை. 1940களில் பிரெஞ்சு ஆய்வாளர் டாக்டர். லூயி கேர்வரான் சத்துக்கள் பற்றிய ஆய்வுகளை மேற்கொண்டார். மனித உடலுக்குத் தேவையான சத்துக்களை உணவு மூலம் நாம் கண்டுபிடித்துக் கொடுக்க வேண்டும் என்று நம்பிவருகிறோம். உதாரணமாக கால்சியம் சத்துக்களுக்காக நாம் பாலையும், முட்டையையும் உணவாகப் பயன்படுத்துகிறோம். கேர்வரானின் ஆய்வு இதைப் பற்றியதுதான். மனிதன் கால்சியத்திற்காக பாலையும், முட்டையையும் பயன்படுத்துகிறான் என்றால் பால் தரும் மாடு கால்சியத்தை எங்கிருந்து பெறுகிறது? முட்டை தரும் கோழி கால்சியத்தை எங்கிருந்து பெறுகிறது? என்பதுதான் கேர்வரானின் கேள்வி.

மாடும், கோழியும் தங்கள் உணவான மெக்னீசியத்தில் இருந்தும், மைக்காவில் இருந்தும் தங்களுக்குத் தேவையான கால்சியத்தை உருவாக்கிக் கொள்கின்றன. சாதாரண ஐந்து அறிவு விலங்குகளுக்கும், பறவைகளுக்கும் இருக்கும் உடலமைப்பு பரிணாம வளர்ச்சியில் உச்சகட்ட படைப்பான மனிதனுக்கு இல்லையா? இருக்கிறது என்பது தான் அறிவியல். எந்த உணவு சாப்பிட்டாலும் அதிலிருந்து கிடைக்கும் சக்தியில்

இருந்து உடலானது தனக்குத் தேவையான சத்துக்களை உற்பத்தி செய்து கொள்கிறது. எனவே நாம் சாப்பிடும் உணவு நமக்குப் பிடித்ததாக இருக்க வேண்டுமே தவிர, அதில் என்ன விதமான சத்துக்கள் இருக்கின்றன என்பதை நாம் அறிய வேண்டிய அவசியமில்லை. நமக்குப் பிடித்த உணவை, பசிக்கும் போது சாப்பிட்டால் உடலின் தேவைகளை உடலே உருவாக்கிக் கொள்ளும்.

அப்படியானால் எப்படியான உணவுகளை நம் தினசரி வழக்கத்தில் வைத்துக் கொள்ளலாம்? முதலில் காலை உணவைப் பார்க்கலாம். காலை உணவை ஆங்கிலத்தில் 'ப்ரேக் ஃபாஸ்ட்' என்று அழைப்பார்கள். அப்படியென்றால் விரதத்தை முடித்துக் கொள்வது என்று அர்த்தம். (BREAK THE FASTING). வெறும் வயிற்றோடு, ஏறக்குறைய முழு விரதம் போல நாம் இரவுகளைக் கழிக்கிறோம். ஒரு முழு விரதம் இருந்து விட்டு அதை எப்படி பூர்த்தி செய்வோம்? காலையில் இருந்து வெறும் வயிற்றோடு இருந்துவிட்டு, திட உணவுகளைச் சாப்பிட்டு விரதத்தை முடிப்போமா? இல்லை. முதலில் திரவ உணவுகளையே உண்ணுவோம். அப்படித்தான் நம் காலை உணவுகள் எளிமையான திரவ உணவுகளாக இருப்பது நல்லது. முழு இரவின் விரதத்தை முடித்துக் கொள்ள திரவ உணவுகள் அருமையானவை. கிராமங்களில் காலை உணவாக "நீர் ஆகாரம்" என்று அழைக்கப்படும் திரவ உணவை அருந்துவதை நீங்கள் பார்த்ததில்லையா? முதல் நாள் எஞ்சிய சோற்றில் தண்ணீர் ஊற்றி, அந்த தண்ணீரை மட்டும் மறுநாள் காலையில் குடிப்பார்கள். இது தான் நீராகாரம். ஆக, காலை உணவை திரவ உணவாக உண்ணும் பழக்கம் உலகம் முழுவதும் இருந்து வந்திருக்கிறது. நாகரீக வளர்ச்சியில் நாம் உணவு வகைகளைப் போலவே, உணவு முறைகளையும் இழந்தோம்.

காலை உணவாக திரவ உணவு. மதிய வேளையில் திட உணவு. இரவுகளில் எளிய உணவு. இப்படி நம்முடைய உணவு முறைகளை வைத்துக் கொண்டால் உடல்நலம் சீராக இருக்கும். நாம் உண்ணும் எல்லா உணவுகளுமே நமக்குப்

பிடித்த உணவுகளாக இருக்க வேண்டும் என்பது முக்கியம்.

இப்போது மூன்றாம் கேள்விக்கு வருவோம். எவ்வளவு சாப்பிட வேண்டும்?

நாம் இவ்விஷயத்தை முதல் கேள்வியிலேயே பார்த்தோம். அளவுக்கு அதிகமாக நாம் சாப்பிடும் உணவு, கழிவாக மாறுகிறது. எனவே அளவோடு சாப்பிட வேண்டும். "அளவுக்கு மிஞ்சினால் அமிர்தமும் நஞ்சு"

அளவு மீறாமல் எப்படிச் சாப்பிடுவது? நமக்குப் பசிக்கிறது. இப்போது உணவருந்துகிறோம். சாப்பிட்டுக் கொண்டிருக்கும் போதே போதும் என்ற உணர்வு தோன்றும். இது முதல் அறிவிப்பு. அடுத்த நிலையில் நாக்கின் சுவையுணர்வு குறையத்துவங்கும். நாம் சாப்பிடத் துவங்கியபோது முதன் முதலில் உணவில் இருந்த சுவை இப்போது குறைந்து, காணாமல் போகும். இந்த நிலையில் நாம் சாப்பிடுவதை நிறுத்திக் கொள்ள வேண்டும். மூன்றாம் நிலையில் போதுமான உணவு இரைப்பைக்குள் சென்றவுடன் ஏப்பம் வெளியாகும். மேற்கண்ட அறிவிப்புகள் எல்லாம் நம் உடலால் கொடுக்கப்படுபவை. "போதும் நிறுத்து" என்று அறிவிப்பவை. இப்படி அளவோடு நிறுத்திக் கொள்வது, பசித்துச் சாப்பிடும் அளவிற்கு முக்கியமானது.

பசிக்கும் போது, நமக்குப் பிடித்த உணவுகளை அளவோடு சாப்பிட வேண்டும். இனி, எப்படிச் சாப்பிடுவது? என்பதைப் பார்க்கலாம்.

உணவை நன்றாக அரைத்து, கூழாக்கி விழுங்க வேண்டும் என்றும், நாமாக முயன்று பற்களைக் கொண்டு வாய் வலிக்கும் வரை மெல்ல வேண்டும் என்றும் கற்றுத் தரப்படுகிறது. இது சரியான முறையா? "நொறுங்கத் தின்றால் நூறு வயது" என்ற முதுமொழிக்கு மேற்கண்டவாறு அர்த்தம் தரப்படுகிறது.

தமிழில் "நொறுங்குதல்" என்பதற்கும், "நொறுக்குதல்" என்பதற்கும் வேறுபாடு உள்ளது. நொறுங்குதல் என்பது தன்னியல்பில் நடப்பதைக் குறிக்கும். நொறுக்குதல் என்பது நம்

முயற்சியால் செயற்கையாக நொறுக்கப்படுவதைக் குறிக்கும். முதல் சொல் தானாக நடப்பதையும், இரண்டாம் சொல் நம்மால் நடப்பதையும் குறிப்பிடுகிறது.

நம் உடலில் நொறுங்கத் தின்பது என்பது யாருடைய வேலை? நம் சொந்த முயற்சியில் நடக்க வேண்டிய வேலையா? அல்லது பற்களின் இயல்பான வேலையா? இந்தக் கேள்வியை அப்படியே விட்டு விட்டு இன்னொரு விஷயத்திற்கு வருவோம். மூச்சு விடுவது யாருடைய வேலை? நீங்கள் முயன்று மூச்சு விடுகிறீர்களா? அல்லது உடலே மூச்சு விட்டுக்கொள்கிறதா? உடல் தான் சுவாசிக்கிறது. உடல் செய்ய வேண்டிய வேலையான சுவாசத்தை நாம் கையில் எடுத்தால் என்ன ஆகும்? கொஞ்ச நேரம் நீங்கள் சுவாசிக்க முயலுங்களேன். என்ன ஆகிறது? சுவாசம் சீரற்றுப் போகும். மூச்சு விடமுடியாத அளவிற்கு நெஞ்சு கனமாகும். ஆனால், உடலே சுவாசித்த போது எல்லாம் நன்றாக இருந்தது. இப்படி, உடலுடைய இயல்பான வேலைகளில் நாம் குறுக்கிட்டால் குளறுபடிதான் நடக்கும். அப்படி, பற்களின் இயல்பான வேலைதான் மெல்லுவது. அதை நாம் கையில் எடுக்க வேண்டிய அவசியம் இல்லை.

மெல்லுவது பற்களின் வேலை என்பதை எப்படி நம்புவது? ஒரு தேங்காய்த் துண்டை அப்படியே வாயில் போட்டு விழுங்குங்கள் பார்ப்போம். மெல்லுவது உங்கள் வேலைதான் என்றால் ஒரு முறை கூட மெல்லாமல் தேங்காய்த் துண்டை விழுங்கிவிட முடிய வேண்டும். ஆனால் அப்படி முடிவதில்லை. பற்கள் நம்மையும் மீறி ஓரிரு முறைகளாவது கடித்து விடுகின்றன. ஆக, மெல்லுவது என்பதும் சுவாசிப்பதைப் போல உடலின் இயக்கம்தான். கண்களில் தூசி படும் போது நம் கட்டுப்பாட்டை இழந்து இமைகள் மூடுவதைப் போல பற்கள் தங்களின் கடமையாற்றுகின்றன.

அப்படியானால் என்னதான் செய்ய வேண்டும்? பற்களுடைய நொறுக்குகிற வேலையை நாம் செய்யக் கூடாது. பற்களின் வேலையை பற்கள்தான் செய்ய வேண்டும். அதை நாம் செய்ய விட வேண்டும். நீங்கள் உங்கள் நண்பருடன்

பேசிக் கொண்டிருக்கும் போதே டி.வி.யும் பார்த்தால் இரண்டில் எதில் உங்கள் கவனம் இருக்கும்? இரண்டிலும் மாறி, மாறி கவனம் இருக்கும். முழுமையான கவனம் இரண்டிலும் இருக்காது. சில நேரங்களில் வார்த்தைகளை மாற்றிப் பேசி விடுவோம். கவனமின்மை என்பது கவனத்தை திசை திருப்புவதால் நிகழ்கிறது. அப்படி, நாம் உண்ணும் போது உண்ணுவதை மட்டும் செய்தால் நம் கவனம் எங்கு இருக்கும்? உண்ணும் போதே வேறு பல வேலைகளையும் (டி.வி. பார்ப்பது, வாசிப்பது) நாம் செய்தால் நம் முழு கவனம் உண்ணுவதில் இருக்காது. சில நேரங்களில் என்ன சாப்பிட் டோம் என்பது கூட மறந்து விடுகிறது. நம்முடைய கவனம் உண்ணுவதில் மட்டும் இருக்கும் போது பற்கள் தங்கள் வேலையை முழுமையாகச் செய்கின்றன. நாம் பிற வேலைகளைச் சேர்த்துச் செய்யும் போது மெல்லுவது முழுமையடைவதில்லை. இதைத் தான் நம் பழமொழி கூறுகிறதே தவிர, ஓவர் டைம் போட்டு மெல்லச் சொல்ல வில்லை.

நொறுங்கத் தின்றால் (பற்கள் நொறுங்கச் செய்யும் வரை அனுமதித்தால்) நூறு வயது.

எப்படிச் சாப்பிடுவது என்பதை நாம் இப்போது அறிந்திருக்கிறோம். பசிக்கிற போது, பிடித்த உணவை, அளவோடு, வேறு வேலைகள் ஏதும் செய்யாமல் சாப்பிட வேண்டும். நம்முடைய மருத்துவரை முழு பலத்தோடு வைத்துக் கொள்ளும் அடிப்படை வேலையான பசியை இவ்வாறு நாம் பயன்படுத்திக் கொள்ள வேண்டும்.

அடுத்தது தூக்கம்.

தூக்கம் என்பதில் ஏன் தூங்க வேண்டும்? என்பதும், எப்போது தூங்க வேண்டும்? என்பதும் அடங்கும். இரண்டுமே ஒரே விஷயத்தையே விளக்கும் என்பதால் பிரித்துப் பார்க்க வேண்டியதில்லை.

தூக்கத்தின் அவசியம் என்ன என்பதைப் புரிந்து கொள்ள இரண்டு, மூன்று நாட்கள் நாம் தூங்காமல் இருந்தால் போதும்.

தொடர்ந்து தூங்காமல் இருக்கும் போது உடல் மொத்தமும் சோர்வடைகிறது. யோசிக்கிற, பேசுகிற அனைத்து விஷயங்களிலும் மனம் நிலைகொள்ளாமல் தத்தளிக்கிறது. உடலை, மனத்தை புத்துணர்வளித்து புதுப்பிக்கும் வேலை தான் தூக்கத்தின் போது நடைபெறுகிறது. தூக்கம் என்பது தவிர்க்க முடியாத ஒன்று என்பதை நாம் அனைவருமே அறிவோம். ஆனால், நம்முடைய தவறுகள் அனைத்தும் பசி, தூக்கம் இந்த இரண்டு விஷயங்களில் வேரூன்றியுள்ளன.

எப்போது தூங்க வேண்டும்? என்ற கேள்வியை யாரிடம் கேட்டாலும் "இரவில்" என்றுதான் பதில் சொல்வார்கள். பகல் உழைப்பதற்கான, தேடுவதற்கான நேரமாகவும், இரவு தூங்குவதற்கான நேரமாகவும் உலகம் முழுவதும் அறியப்படுகிறது. இந்த நவீன காலத்தில் இரவு முழுக்க வேலை செய்யும் இரவு உழைப்பாளர்கள் பெருகியிருக்கிறார்கள். அமெரிக்கா போன்ற மேற்கத்திய நாடுகளின் முதலாளிகள் இரவுகளில் ஓய்வெடுப்பதற்காக, வளரும் நாடுகளில் உள்ள நடுத்தர மக்கள் தங்கள் இரவுகளை விலைபேசுகிறார்கள்.

இரவு 10 மணிக்கு படுத்து, காலை 5 மணி வரை உறங்குவதற்குப் பதிலாக, அதே ஏழு மணி நேரத்தை பகலில் தூங்கினால் என்ன ஏற்பட்டுவிடப்போகிறது? என்பது நம்மில் பெரும்பாலோரின் கேள்வியாக இருக்கிறது. அப்படி ஒரு நாள் இரவு முழுவதும் விழித்திருந்து விட்டு, மறுநாள் பகலில் தூங்கிப் பாருங்கள். இரவில் ஆறு மணிநேரம் தூங்குவதற்குப் பதிலாக பகலில் எட்டு மணி நேரம் கூட தூங்கிப் பாருங்கள். இரவு தூங்காத சோர்வு, பகல் தூக்கத்தால் நீக்கப்படுவதில்லை. ஒரு இரவுத் தூக்கத்திற்கு, பல நாள் பகல் தூக்கமும் ஈடாகாது. இரவில் தூங்க முடியாத சோர்வை நம் உடல் பல நாட்களுக்குப் பின்பும் வெளிப்படுத்திக் கொண்டே இருக்கும். தொழிற் சாலையில், மில்லில் வேலை செய்யும் தொழிலாளர்களுக்கு பகல் ஷிப்டிற்குக் கொடுக்கும் சம்பளத்தை விட, இரவு ஷிப்டிற்கு கொடுக்கப்படும் சம்பளம் அதிகம். ஏன் இவ்வாறு கூடுதலாகச் சம்பளம் தரப்படுகிறது? திருப்பூர், கோவை போன்ற பகுதிகளில் கம்பெனிகளில் இரவு வேலைக்குப்

போகும் தொழிலாளர்களுக்கு இரவு உணவும், அவர்கள் கேட்கிறபோதெல்லாம் தேநீரும், கூடுதல் சம்பளமும் வழங்கப்படுவது வழக்கம். பகலில் வேலை செய்யும் அதே மணிக்கணக்கு தான் இரவிலும். ஆனால் எதற்காக இவ்வளவு வசதிகள் வழங்கப்படுகின்றன?

ஏதோ ஒரு வகையில் நாம் உணர்ந்திருக்கிறோம் இரவின் ஒரு மணி நேரமும், பகலின் ஒரு மணி நேரமும் சமமானதல்ல என்பதை. அப்படி என்னதான் இரவுத் தூக்கத்தில் இருக்கிறது?

சீன மரபு வழி மருத்துவமான அக்குபங்சர் கூறுகிறது. இரவு 11 மணியில் இருந்து, அதிகாலை 3 மணி வரைக்கும் உடலில் கல்லீரல் தொகுப்பு சிறப்பாக வேலை செய்யும் நேரம் என்று. அப்படியானால் அது பகலில் வேலை செய்வதில்லையா? உடலின் ஒவ்வொரு உறுப்பும் எப்போதும் வேலை செய்து கொண்டுதான் இருக்கிறது. ஆனால் சில நேரங்களில் சில உறுப்புகள் சிறப்பு வேலையைச் செய்யும். நம் உடலில் கல்லீரலின் பொதுவான வேலையாக நாம் அறிவது அது செரிமான மண்டலத்தில் முக்கியமான பங்காற்றுகிறது என்பதைத்தான். கல்லீரலில் இருந்து சுரக்கப்படும் பித்த நீர் செரிமானத்தில் அவசியமான பணிகளைச் செய்கிறது. எஞ்சிய குளுக்கோசை, கிளைக்கோஜனாக மாற்றி சேமிக்கிறது. இப்படி கல்லீரல் செய்யும் வேலைகள் கணக்கில் அடங்காதவை. இவ்வளவு வேலைகளையும் கல்லீரல் எப்போதும் செய்து கொண்டேதான் இருக்கிறது. இவற்றையெல்லாம் தாண்டி, கல்லீரலின் மிக முக்கியமான வேலை ஒன்று இருக்கிறது. நம் ரத்தத்திலுள்ள நச்சுக்களை அகற்றும் பணிதான் அது. ஆங்கிலத்தில் DETOXIFICATION என்று அழைப்பார்கள்.

நாம் உண்ணும் உணவுகளில், நாம் அருந்தும் தண்ணீரில் இன்னும் நாம் அன்றாடம் பயன்படுத்தும் ஏராளமான பொருட்களில் உள்ள உடலிற்கு ஒவ்வாத ரசாயனங்களை அகற்றும் மிக முக்கியமான வேலையை நம் கல்லீரல் செய்கிறது. நம்முடைய கல்லீரல் மட்டும் முழுமையாக பழுதடைந்தால் ரத்தத்திலுள்ள ரசாயன நச்சுக்கள் ஓரிரு நாட்களில் நம்மைக் கொன்றுவிடும். நம் எதிர்ப்பு

சக்தியின் அடிப்படை வேலைகளைச் செய்யக்கூடிய உறுப்பாக இருப்பது கல்லீரல்தான். நச்சுக்களை அகற்றும் இந்த வேலையை, பகலின் அன்றாட வேலைகளுக்கிடையில் செய்யாமல் இரவில் செய்கிறது. இரவு 11 மணிக்குத் துவங்கி, அதிகாலை 3 மணி வரையில் நச்சுத்தன்மை அகற்றும் பணி நீடிக்கிறது. இந்த வேலையை பகலில் செய்ய முடியாது. ஏனென்றால், பகலில் நாம் உண்ணும் உணவுகளை சீரணிப்பது முதல் பலவகையான வேலைகள் இருந்து கொண்டே யிருக்கிறது. இரவின் குளிர்ச்சியும், சூழலும் கல்லீரலின் இந்த இயக்கத்திற்கு அவசியம்.

இரவின் கருமையில் என்ன சூழல் புதிதாகக் கிடைத்துவிடப் போகிறது? ஒரு சிசு தாயின் கர்ப்பப்பையில் வளர்வதற்கு இருளும், அதன் சக்தியும், சீதோஷ்ணமும் தேவைப்படுகிறது. செயற்கையாக இன்று டெஸ்ட் ட்யூப் பேபிகளை ஆய்வுக்கூடங்களில் கருக் கொள்ளச் செய்தாலும் கூட, அதை வளர்ப்பதற்காக உபகரணம் இன்னும் கண்டுபிடிக்கப்படவில்லை. கரு வளர்வதற்குரிய விசேஷ சூழல் ஒரு தாயின் கர்ப்பப்பையில்தான் நிலவுகிறது. அதற்காகத்தான் ஆய்வுக்கூடங்களில் உருவாக்கப்படும் செயற்கை கருகூட்டலுக்குக் கூட உயிருள்ள ஒரு வாடகைத் தாயின் கர்ப்பப்பை தேவையாக இருக்கிறது. கர்ப்பப் பையில் என்ன இருள் இருக்கிறதோ, என்ன வெப்பம் இருக்கிறதோ அவைகளை செயற்கையாக நம்மால் தயாரித்து விட முடியும்தான். ஆனால், அவற்றையெல்லாம் மீறிய கண்ணுக்குப் புலனாகாத ஆற்றல் அங்கு இருப்பதை எவராலும் மறுக்க முடியாது. கர்ப்பப்பை இருட்டில் என்ன விதமான சூழல் நிலவுகிறதோ, அதே மாதிரியான சிறப்புத்தன்மை வாய்ந்தது தான் இரவின் சூழலும்.

இப்படி சிறப்புத் தன்மை வாய்ந்த இரவுச் சூழலில் நம் கல்லீரல் நச்சுக்களை அகற்றி செல்களுக்கு புத்துயிர் அளிக்கிறது. இதுதவிர, மரங்கள், செடிகள் வளர்வதையும், நம் குழந்தைகள் வளர்வதையும் நீங்கள் கவனித்திருக்கிறீர்களா? உயிருள்ள ஒவ்வொரு அணுவும் பகலை விட, இரவுகளில் தான் வளர்ச்சி அடைகிறது. தன்னைத் தானே பராமரித்துக் கொள்கிறது.

நீங்கள் டிஸ்கவரி, அனிமல் பிளாநெட் போன்ற தொலைக்காட்சிகளில் பார்த்திருக்கலாம். இரவு முழுவதும் செடிகளின் அருகில் வைக்கப்பட்ட கேமராவில் அச்செடி வளரும் காட்சிகள் பதிவு செய்யப்பட்டுள்ளன. பகலில் நடக்கும் மாற்றங்களை விட, இரவுச் சூழலில் மிக அதிகமான மாற்றங்களை ஒவ்வொரு உயிரணுவும் சந்திக்கிறது. இச்சிறப்புத் தன்மை வாய்ந்த இரவுகளில் தூங்குகிறவர்களுக்குத் தான் மேற்கண்ட வளர்ச்சிக்கான மாற்றங்களும், நச்சுத்தன்மை அகற்றமும் முழுமையாக நடைபெறுகின்றன. எனவே இரவுகளில் தூங்குவது என்பது அத்தியாவசியமான உடல் நடவடிக்கை. அதற்கு மாற்று கிடையாது.

தூங்குவதில் வேறென்ன விஷயங்கள் இருக்கின்றன? நாம் தூங்கி விழிக்கும் போதுதான் அத்தூக்கம் முழுமையானதாக இருந்ததா இல்லையா என்பதை நாம் உணரமுடியும். எழும் போது உடல் கனமாகவும், சோர்வுற்றும் இருந்தால் உடலின் இரவுப் பணிகள் இன்னும் முழுமையாக நடைபெறவில்லை என்பதைக் குறிக்கிறது. எழும் போது சுறு சுறுப்பாகவும், அன்றைய புதிய விடியலில் நாம் செய்யப் போகிற வேலைகள் பற்றிய சிந்தனைகளோடும் இருப்பது நல்ல தூக்கத்தின் விளைவு. தூக்கத்திற்கும், பசிக்கும் நெருங்கிய தொடர்புண்டு. முதல் நாள் நாம் உண்ட உணவின் விளைவை தூக்கத்திலும், இரவு தூக்கத்தின் விளைவை மறுநாள் பசியிலும் நாம் பார்க்க முடியும். சரியான தூக்கம் இல்லாத போது பசியின் தன்மை மாறுபடும். சரியான உணவு முறையில்லாத போது முழுமையான தூக்கம் இருக்காது. பசியையும், தூக்கத்தையும் சரியாகப் பின்பற்றுவது ஆரோக்கியத்தின் அடிப்படையாகும். இரவில் நாம் தூங்கச் செல்லும் போது வயிற்றில் செரிக்கும் வேலை இருக்கக்கூடாது. அப்போதுதான் கல்லீரலின் பணி முழுமையாக இருக்கும். உடலின் ஒட்டு மொத்த சக்தியும் பராமரிப்பு வேலையைச் செய்யும். அதனால் இரவு உணவை எட்டு மணியளவில் எளிதாக சீரணிக்கக் கூடிய வகையில் வைத்துக் கொள்வது தூக்கத்திற்கும், அதன் பணிகளுக்கும் துணையாக இருக்கும். அதற்குப்பிறகு பசி உணர்வு ஏற்பட்டால் பழங்களை மட்டும் தேவைக்கு அளவாக எடுத்துக்

கொள்ளலாம்.

உடலின் மருத்துவரை வலிமையானவராக வைத்துக் கொள்வதற்குத் தேவையான நான்கு அம்சங்களில் இரண்டு முக்கியமான விஷயங்களைப் பார்த்துவிட்டோம். எஞ்சிய இன்னும் இரண்டு விஷயங்கள் ஓய்வும், தாகமும். தூக்கத்தையும், பசியையும் ஒழுங்கு படுத்தி பின்பற்றத் துவங்கி விட்டால் பிற விஷயங்களைச் சரி செய்வது மிகச் சுலபம்தான்.

ஓய்வைப் பொறுத்த வரை உடலே தேவையின் போது அதைப் பெற்றுக் கொள்ளும். தூக்கமும், ஓய்வும் ஒன்றுதானே? என்ற சந்தேகம் உங்களுக்கு வரலாம். தூக்கம் என்பது உடலுக்கு அவசியமான, இரவில் மட்டுமே முழுமையாக நடைபெறும் விஷயம். ஆனால் ஓய்வு என்பது நம் உடல் சோர்வுறும் போதெல்லாம் எடுத்துக் கொள்ளும் உடனடி புத்துணர்ச்சி.

தொடர்ந்து நாம் ஒரு வேலையில் ஈடுபட்டிருக்கும் போது, இடையில் ஒரு அயர்ச்சி ஏற்படுகிறது அல்லவா? அந்த நேரத்தில் ஒரு இடைவெளி தருவதுதான் ஓய்வு. நடக்க முடியாத போது உட்காருவதும், உட்கார முடியாத போது எழுந்து நிற்பதும், வேலை செய்யும் போது சற்று இளைப்பாறிக் கொள்வதும், அன்றாட பணிகளைச் செய்ய முடியாமல் உடல் சோர்வுறும் போது படுத்து ஓய்வெடுத்துக் கொள்வதும் உடலைப் புத்துணர்ச்சி அடையச்செய்யும். இதுமாதிரியாக நாம் இடைவெளி தராமல் தொடர்ந்து வேலை செய்வோமானால் ஒரு கட்டத்தில் உடல் கட்டாய ஓய்வைக் கோரும். அப்போது நம்மால் இயங்க முடியாத அளவிற்கு உடல் களைத்துப் போகும். எனவே, உடலிற்கான ஓய்வை உடலே கேட்டுப் பெறும். உடல் கேட்கிற சிறு ஓய்வுகளை அவ்வப்போது நாம் கொடுத்து வருவோமானால், எதிர்ப்பு சக்தி என்னும் மருத்துவர் முழு பலத்தோடு நம்முடன் இருப்பார்.

அடுத்ததாக தாகம். தாகம் என்பது உடலின் நீர்த்தேவையைக் குறிக்கிறது. பசி எவ்வாறு உணவு கேட்கிறதோ அதே போல தாகம் என்பது தண்ணீர் கேட்கிறது.

உடல் கேட்காமல் நாம் தண்ணீர் தர வேண்டியதில்லை. உடலில் எப்போதெல்லாம் நீர்த்தேவை ஏற்படுகிறதோ அப்போதெல்லாம் நம் உடல் தண்ணீரைக் கேட்டு தாகத்தை ஏற்படுத்துகிறது. பசியில்லாத போது நாம் சாப்பிட்டால் எப்படி உடலுக்குச் சுமையாக மாறுமோ, அது போலவே தாகமில்லாத போது அதிகமான தண்ணீர் குடிப்பதும் உடலுக்குச் சுமையாக மாறும்.

இப்போது நமக்கு ஒரு சந்தேகம் எழலாம். அதிகாலையில் இரண்டு லிட்டர் தண்ணீர் அருந்துவது உடலுக்கு நல்லது என்ற கருத்து பொதுவாக இருக்கிறதே.. அதுவும் உடலுக்குச் சுமையை ஏற்படுத்துமா? ஆம். கண்டிப்பாகச் சுமையை ஏற்படுத்தும். ஒரு நாளைக்கு ஒரு மனிதனுக்கு ஏற்படும் மொத்தத் தண்ணீர்த் தேவையின் அளவுதான் இரண்டு லிட்டர். இதுவும் ஒரு சராசரியான கணக்குத் தான். சராசரி என்றாலே யாருக்கும் பொருந்தாத ஒரு கணக்கு என்று பொருள். அப்படிக் கூறப்பட்ட சராசரி அளவின் அடிப்படையில், ஒரு நாள் முழுக்கத் தேவையான தண்ணீரை காலையிலேயே குடித்து விட்டால் நல்லதுதான் என்ற கருத்தின் அடிப்படையில் அப்படிக் கூறப்படுகிறது. ஒரு நாளைக்கு மூன்று வேளை பசி எடுக்கிறது என்பதற்காக, காலையில் எழுந்தவுடன் மூன்று வேளை உணவையும் மொத்தமாகச் சாப்பிட்டு விட முடியுமா? அது போன்றதுதான் மொத்தமாக தண்ணீர் குடிப்பதும்.

பொதுவாக ஒரு மனிதனுக்கு காலையில் தாகம் இருக்குமா? இரவு முழுக்க தூக்கத்தில் கிடைத்த குளிர்ச்சியின் புத்துணர்ச்சியில் பெரும்பாலான நபர்களுக்கு காலை எழுந்தவுடன் தாகம் இருக்காது. அந்த நேரத்தில் தண்ணீர் குடிப்பது தேவையற்ற வீண் வேலை. அப்படி இரண்டு லிட்டர் தண்ணீரை ஒரே தடவையில் குடிக்க முயற்சி செய்துபாருங்கள்? உங்கள் உடல் என்ன சொல்கிறது என்று கவனியுங்கள். குமட்டல் உணர்வு தோன்றும். அதையும் மீறி தண்ணீர் குடித்தால் வாந்தி வந்துவிடும். அப்படியானால் உடல் என்ன சொல்ல விரும்புகிறது? தண்ணீரை இப்போது குடிக்க

வேண்டாம் என்று உடல் தடுக்கிறது. எப்போது தாகம் இருக்கிறதோ அப்போது தண்ணீர் குடித்தால் போதும். இங்கே நாம் கவனிக்க வேண்டிய விஷயம் என்னவென்றால் தாகத்திற்கு தண்ணீருக்குப் பதிலாக குளிர்பானங்களோ, டீ அல்லது காபி போன்றவைகளையோ தரக்கூடாது. தாகத்திற்கு தண்ணீர் தான் பொருத்தமானது. சுவையுள்ள பிற பானங்கள் அனைத்தும் உணவுப்பொருட்கள். அவற்றை தண்ணீருக்கு மாற்றாகப் பயன்படுத்தக் கூடாது.

அதே போல, பசித்து சாப்பிடும் போது தண்ணீர் குடிக்க வேண்டியதில்லை என்பது பொதுவிதி. ஏனென்றால் பசி இருக்கும் போது தாகம் ஏற்படுவதில்லை. தாகம் இருக்கும் போது பசி ஏற்படுவதில்லை. ஆனால், இந்த பொதுவிதி நம் உணவுகளைப் பொறுத்து மாறுபடும். நாம் சாப்பிடுகிற உணவு அதிக வெப்பத்தை ஏற்படுத்தும் தன்மையோடும், மசாலாப் பொருட்களின் மிகுதியால் தண்ணீர் தேவைப்படும் நிலையும் சில நேரங்களில் ஏற்படலாம். பொதுவிதியின் படி சாப்பிட்டு அரை மணி நேரம் கழித்துத்தான் தண்ணீர் குடிப்பேன் என்று உடலை மறுக்க வேண்டியதில்லை. பொதுவிதியை விட, உங்கள் உணவு மாற்றத்தால் ஏற்படும் உடலின் தேவைதான் மிக முக்கியம். சாப்பிடும் போது தண்ணீர்த் தேவை ஏற்பட்டால் தேவையான அளவு தண்ணீர் குடிக்கலாம். அப்படி குடிப்பது செரிமானத்தை எளிமையாக்கும்.

தாகத்திற்கு தண்ணீர் குடிக்கும் போது நாம் கவனிக்க வேண்டிய முக்கியமான விஷயம் தண்ணீரின் அளவு பற்றியதுதான். எப்போது தண்ணீர் குடிக்க வேண்டும் என்ற கேள்விக்கு தாகம் இருக்கும் போது என்ற விடையையும், எப்போது தண்ணீர் குடிக்கக் கூடாது என்ற கேள்விக்கு தேவையில்லாத போது என்ற விடையையும் நாம் அறிந்து கொண்டோம். எவ்வளவு தண்ணீர் குடிக்க வேண்டும் என்பது முக்கியமானது.

நாம் சாதாரணமாக தண்ணீர் குடிக்கும் போது ஒரு பாட்டிலில் தண்ணீரை ஊற்றுவது போல உதடு ஒட்டாமல் தூக்கிப்பிடித்து வாய்க்குள் ஊற்றுகிறோம். இப்படி ஊற்றும்

போது பாட்டில் நிறைவது போல நம் இரைப்பை நிறைகிற வரை தண்ணீரை ஊற்றுவோம். ஆனால் உடலின் தேவை எவ்வளவு என்பதை நாம் எப்படி உணர்வது? தண்ணீர் குடிக்கும் போது உதடுகள் நனையும் படி, வாய் வைத்து குடிக்க வேண்டும். அவ்வாறு குடிக்கும் போது உடல் தேவையான அளவை மட்டுமே உள்ளே அனுமதிக்கும். கட கடவென்று உதடு படாமல் லிட்டர் கணக்கில் தண்ணீர் குடிப்பவர்கள், வாய் வைத்து உதடு பட்டு தண்ணீர் குடிக்கும்போது குறைந்து அளவு தண்ணீரே போதுமானதாக உணர்வார்கள். இந்த ஒரு மாற்றத்தை நாம் தண்ணீர் அருந்துவதில் செய்வோமானால் உடலின் நீர்ச்சமநிலை எப்போதும் சரியாக இருக்கும்.

உடலின் அடிப்படைத் தேவைகளான பசி, தூக்கம், தாகம், ஓய்வு போன்றவற்றை கவனித்து, அவற்றை நிறைவு செய்வோமானால் முழு ஆரோக்கியத்தை நாம் நிலைப்படுத்திக் கொள்ள முடியும். இவ்வாறு நம்முடைய எதிர்ப்பு சக்தி என்னும் மருத்துவர் முழு பலத்தோடு இயங்குவதற்கு துணைநிற்க முடியும். நம் அக மருத்துவர் முழு பலத்தோடு இருக்கும் போது சராசரி மனிதர்களைப் போல நாம் ஒவ்வொன்றையும் பார்த்து பயப்பட வேண்டியதில்லை.

உடலின் எதிர்ப்பு சக்தியை வலுவானதாக வைத்திருந்தால் எதிர்வரும் நோய்களைப் பற்றி பயப்பட வேண்டியதில்லை. சரி. இது நோயை வருமுன் காக்கிற ஒரு வாழ்வியல் திட்டமாக இருக்கிறது. ஆனால் நோய்வாய்ப்பட்ட நிலையில், அதன் தொந்தரவுகள் உடலைப் பாதித்த நிலையில் நாம் இதே முறைகளைக் கையாளலாமா? இங்கே நாம் கற்றுக் கொண்ட முறை என்பது எல்லா காலங்களிலும் பயன்படுவது. நம்முடைய உடலில் தொந்தரவுகள் ஏற்படுவதற்கு நம் பழக்கவழக்கங்களின் மூலம் உடலில் தேங்கிய கழிவுகள் தான் காரணம். இந்தக் கழிவுகள் நம் எதிர்ப்பு சக்தியால் வெளியேற்றப்படுவதைத் தான் நாம் தொந்தரவுகளாக உணர்கிறோம். நாம் விளங்கிக் கொண்ட பழக்கவழக்கங்களைக் கடைபிடிக்கும் போது புதிய கழிவுகள் தேங்காமல் இருப்பது மட்டுமல்லாமல், ஏற்கனவே நம்

உடலில் தேங்கியுள்ள கழிவுகளும் வெளியேற்றப்படும். நம் உடல் எந்த விதமான பாதிப்புகளை அடைந்திருந்தாலும், அது கழிவுகளால் ஏற்பட்டதுதான். அக்கழிவுகளை வெளியேற்றுகிற வேலைகள் நடைபெறவும், பாதிப்படைந்த உள்ளுறுப்புகள் புத்துணர்ச்சி அடையவும் மேற்கண்ட வாழ்வியல் முறை துணைபுரிகிறது. நாம் இம்முறையைப் பின்பற்றும் போது நம் உடலில் சில மாறுதல்கள் நிகழும். எவ்விதமான மாறுதல்கள் .... ? ஒரு உதாரணம் பார்ப்போம்.

ஒரு நபர் தன்னுடைய இருபதாம் வயதிலிருந்து புகை பிடிக்கிறார். இப்போது அவருக்கு வயது ஐம்பது. தன்னுடைய ஐம்பதாம் வயதில் உடல் ரீதியான பலவிதத் தொந்தரவுகள் ஏற்பட்டதால் அவர் புகைப் பழக்கத்தை கைவிடுகிறார். புகைப் பிடிப்பதை நிறுத்தியவுடன் அவருக்கு இருமல் ஏற்படுகிறது. சளி வெளியேறத் துவங்குகிறது. இத்தனை வருடங்களாக புகை பிடிக்கும் பழக்கத்தால் நுரையீரல் மூலமாக உடலின் ஒவ்வொரு செல்லிற்கும் பரவியிருக்கும் (நிகோடின்) ரசாயனத்தை உடல் வெளியேற்றத் துவங்கியதன் அறிகுறிதான் இருமலும், சளியும். இத்தொந்தரவுகளைக் கண்டு பயந்து அவர் "முப்பது வருடங்களாக புகை பிடித்த போது இல்லாத இருமலும், சளியும் இப்போது வந்துவிட்டது. புகை பிடிப்பதை நிறுத்தியதால் தான் இது வந்தது" என்று கூறி புகைப் பழக்கத்தை மறுபடியும் துவங்கிவிடுவாரானால் அது சரியா? இப்போது புதிய ரசாயனங்கள் உள்ளே அனுப்பப்படாததால் தான் உடலின் உள்ளே தேங்கிய ரசாயனங்கள் வெளியேறிக் கொண்டிருக்கின்றன. மறுபடியும் புதிய ரசாயனங்களை அனுப்பத் துவங்கினால் கழிவுகளின் தேக்கம் கூடுதலாகி, அது தேங்கியுள்ள பகுதிகளில் பாதிப்பு துவங்கும். இந்த உண்மையைப் புரிந்து கொண்டு புகைப் பழக்கத்தை நிறுத்தி விடுவாரானால், ஏற்கனவே கழிவுகளால் ஏற்பட்ட பாதிப்பும் படிப்படியாக நீங்கி ஆரோக்கியமான உடலைப் பெறுவார்.

இங்கே நாம் விளங்கிக் கொண்ட வாழ்வியல் முறையைக் கடைப்பிடிக்கத் துவங்கும் போது ஏற்படும் சின்னச் சின்ன தொந்தரவுகளும் இந்த வகையானது தான். படிப்படியாக கழிவுகள் உடலில் இருந்து நீங்கும் போது

முழுமையான ஆரோக்கியம் நிலைக்கும். நாம் பயன்படுத்தும் உணவுகளில் உள்ள ரசாயனங்கள், தண்ணீரில் உள்ள ரசாயனங்கள், காற்றின் மாசுபாடு, கிருமிகள் பற்றிய பயமுறுத்தல் என எந்த ஒரு அச்சுறுத்தலுக்கும் அசையாத நபராக நம்மால் வாழ முடியும் ... நம்முடைய எதிர்ப்பு சக்தி என்ற மருத்துவர் சரியாக இருந்தால்.

இந்த நூலின் துவக்கத்தில் பயத்திற்குப் பலியான ஒரு அமெரிக்க நோயாளியைப் பற்றிப் பார்த்தோம். அதே அமெரிக்காவில் நடந்த இன்னொரு சம்பவத்தைப் பார்த்து விட்டு நூலை நிறைவு செய்வது பொருத்தமானதாக இருக்கும். அயர்லாந்தில் பிறந்து, அமெரிக்காவில் வாழ்ந்து கொண்டிருந்தவர் டாக்டர்.ஜோசப் மர்பி. உளவியலில் டாக்டர் பட்டம் பெற்றிருந்த மர்பி தன் இளம் வயதில் தெற்காசிய நாடுகளின் மதங்களைப் பற்றிய ஆராய்ச்சியில் ஈடுபட்டிருந்தார். உளவியல் சார்ந்த புதிய கருத்துக்களை ஆய்வில் தேடிக் கொண்டிருந்த காலத்தில் அவர் தோல் புற்று நோயால் பாதிக்கப்பட்டார். தீவிரமான ஆய்வின் விளைவால் ஒரு கட்டத்தில் டாக்டர்.மர்பி கைவிடப்பட்ட புற்றுநோயாளிகளில் ஒருவராக மாறினார். அவருக்கு தன்னுடைய உடல் பற்றிய கவனம் வந்த போது தோல் புற்றுநோய் முற்றிய நிலையில் மருத்துவமனையில் இருந்து வெளியேற்றப்பட்டார்.

புற்றுநோய் படிப்படியாக மோசமான நிலையில் பாதிரியார் ஒருவரைச் சந்தித்தார் மர்பி. அவர் கூறினார் "ஒரு கைக்கடிகாரத்தை ஒருவர் உருவாக்குகிறார் என்றால் அது உருவாக்கப்படுவதற்கு முன்பு அதைப்பற்றிய தெளிவான எண்ணம் அவருக்கு இருந்திருக்கும். அதே கடிகாரம் பின்னால் பழுதடைந்தாலும் அந்த தெளிவான எண்ணத்தால் அதை அவரால் சரியாக்கிவிட முடியும். ஏனென்றால் அது அவரால்தானே உருவாக்கப்பட்டது?" இந்த உவமை மர்பிக்கு மனதைப் பற்றிய தெளிவைக் கொடுத்தது. மனது உடலின் இயக்கத்தில் பெரும் பங்காற்றுகிறது என்பதைப் புரிந்து கொண்டார். மனதின் தெளிவு உடலின் தெளிவாக மாறும் என்பதையும் டாக்டர்.மர்பி உணர்ந்தார். மூன்றே மாதங்களில்

எவ்விதமான மருத்துவத்தின் உதவியும் இன்றி தோல் புற்று நோயிலிருந்து முழுமையாக குணமடைந்தார் மர்பி. "புற்றுநோய் எப்படி குணமானது என்பது என் மருத்துவருக்கு வேண்டுமானால் அற்புதமாக இருக்கலாம். ஆனால் என் மனதைப் பொறுத்த வரை, உடலைப் பொறுத்த வரை குணமாதல் என்பது அதன் இயல்புதான்" என்கிறார் டாக்டர்.மர்பி. அவருடைய முப்பதிற்கும் மேற்பட்ட உளவியல் நூல்கள் இன்றைய நவீன உளவியலின் போக்கையே திசை மாற்றியிருக்கின்றன.

ஒற்றை செல்லில் இருந்து நம்மைப் படைத்து, இந்த நிமிடம் வரை நம்மைப் பராமரித்துக் கொண்டிருக்கும் நம் உடல் என்னும் மருத்துவரை முழு பலத்துடன் இயங்க அனுமதிப்போம். நம் பழக்க வழக்கங்கள் மூலமும், பயத்தின் மூலமும் நாம் ஏற்படுத்தும் செயற்கை இடையூறுகளைக் கைவிடுவோம்.

மருந்துகளே இல்லாத உடல்நலத்தைப் பெறுவோம்!

மருத்துவமே தேவையற்ற மனிதர்களாய் உயர்வோம்!!